CONSIDÉRATIONS

SUR LE SIÉGE, LA NATURE, LES CAUSES

DE

LA FOLIE PARALYTIQUE

PAR

Le Dr Charles BURLUREAUX

PARIS

LIBRAIRIE J.-B. BAILLIÈRE ET FILS,

19, Rue Hautefeuille, près le boulevard Saint-Germain.

1874

CONSIDÉRATIONS

SUR LE SIÉGE, LA NATURE, LES CAUSES

DE

LA FOLIE PARALYTIQUE

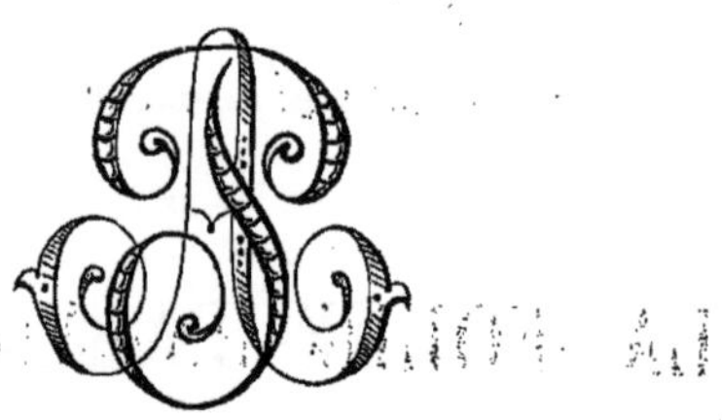

A. Parent, imprimeur de la Faculté de Médecine, rue Mr-le-Prince, 31.

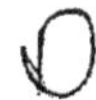

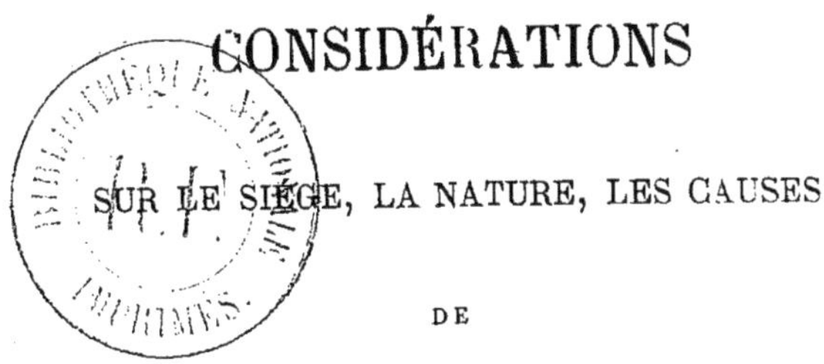

CONSIDÉRATIONS

SUR LE SIÉGE, LA NATURE, LES CAUSES

DE

LA FOLIE PARALYTIQUE

PAR

Le Dr Charles BURLUREAUX

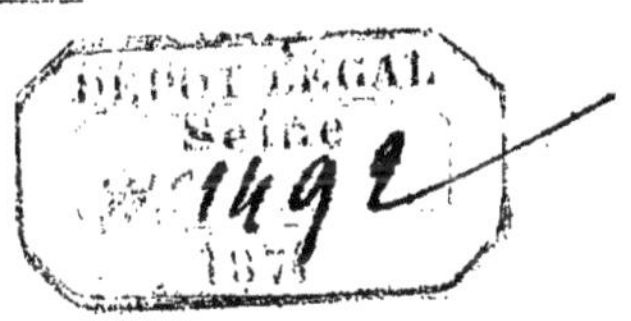

PARIS

LIBRAIRIE J.-B. BAILLIÈRE ET FILS,
19, Rue Hautefeuille, près le boulevard Saint-Germain.

1874

CONSIDÉRATIONS

SUR LE SIÉGE, LA NATURE, LES CAUSES

DE LA FOLIE PARALYTIQUE

Ars longa, vita Brevis, judicium difficile, experientia fallax.

Deux ans d'études irrégulières faites à l'asile d'aliénés de Montpellier, et dix mois d'études plus sérieuses faites à la Salpêtrière, sont bien peu de chose quand il s'agit d'une question qui touche à la pathogénie de la paralysie générale.

Mais nous avons été guidé dans cette périlleuse voie par les conseils de M. Voisin, médecin à la Salpêtrière, et par les travaux accumulés pendant une vingtaine d'années.

Aujourd'hui encore, la paralysie générale est étudiée avec sollicitude ; M. Lefebvre l'appelle la maladie du siècle ; plusieurs séances de l'Académie de Louvain ont été récemment consacrées à la discussion de son étiologie. Tout n'est donc pas dit sur cette maladie intéressante au premier chef; ce n'est pas que nous ayons la prétention d'apporter à la science des matériaux considérables ; mais nous serons heureux si nous parvenons à offrir à nos juges un travail méthodique, et à fournir des documents utiles aux personnes qui voudraient travailler après nous cet inépuisable sujet.

Nous prions M. Voisin de vouloir bien agréer l'hommage de ce travail inaugural, ainsi que l'assurance de notre profonde reconnaissance.

DIVISION DU SUJET.

Dans un premier chapitre, nous chercherons quel est le siége essentiel de la paralysie générale, nous tâcherons de démontrer que, vu la longue durée de la maladie, vu la propagation des lésions primitives ; ce siége est difficile à déterminer avec certitude, mais qu'il occupe très-probablement la périphérie de l'encéphale. Sans nous laisser décourager par ce manque de certitude, nous passerons à l'étude de la nature de la maladie, ce sera le sujet d'un second chapitre. Nous basant sur l'étude des lésions, des symptômes, sur les données fournies par la thérapeutique, sur les preuves tirées de l'autorité, nous conclurons à la nature congestive ou inflammatoire de la maladie; du siége et de la nature, nous déduirons les causes probables; et nous nous efforcerons de prouver l'exactitude de chacune de ces déductions par l'examen de faits connus dans la science ou relatés par nous.

C'est là le sujet d'un troisième chapitre.

On trouvera au commencement de ce troisième chapitre le détail du plan que nous avons scrupuleusement suivi pour la fin de notre travail. Le rapporter ici serait nous exposer à des détails inutiles.

CHAPITRE I.

SIÉGE DE LA PARALYSIE GÉNÉRALE

Tous les auteurs s'accordent aujourd'hui à dire que la paralysie générale n'est pas une maladie sans lésion ; le nom de névrose que Pinel et Esquirol lui avaient donné ne lui est plus appliqué, pas plus qu'il ne l'est à l'ataxie locomotrice.

C'est, au contraire, à cause de la multiplicité des lésions, qu'on rencontre dans la science tant d'opinions diverses sur la paralysie générale : en effet toutes les parties de l'axe cérébro-spinal peuvent être atteintes dans cette maladie ; le grand sympathique lui-même n'est pas à l'abri. Or c'est la lésion de telle ou telle partie qui a été considérée par tel ou tel auteur comme caractéristique ; nous allons passer en revue toutes ces opinions, pour voir ce qu'elles pourront nous donner de certain sur le siége de la maladie qui nous occupe.

Pour M. Magnan, la lésion de la paralysie générale est diffuse, généralisée à la substance blanche comme à la substance grise de l'encéphale : « Deux vastes foyers d'irritation diffuse à tendance envahissante pénètrent, dit-il, dans toute la masse cérébrale, gagnent les parties profondes, à la fois par les couches corticales de la périphérie au centre, et par les ventricules du centre à la périphérie ; c'est l'ensemble de ces altérations qui constitue les lésions propres de la paralysie générale et qui concourt à la production de l'encéphalite interstitielle diffuse généralisée. » Telle est l'opinion que

M. Magnan s'attache à développer depuis 1866, époque où il écrivit sa thèse inaugurale.

Cette manière de voir n'est pas adoptée par tout le monde; la plupart des auteurs localisent les lésions dans une partie de l'encéphale ou dans une autre. Il est aussi peu rationnel de décrire une maladie généralisée aux organes encéphaliques, qu'une maladie généralisée aux organes contenus dans la cavité thoracique, qui comprendrait le cœur, les poumons etc. C'est ainsi que s'exprimait M. Luys dans un cours fait à la Salpêtrière en juillet 1873; ce savant est fort porté à rechercher dans le cervelet la cause de la paralysie générale. Dans son traité du système nerveux il développe très-ingénieusement sa théorie; il n'est pas d'ailleurs le seul qui ait dirigé son attention du côté du cervelet.

Déjà en 1846, M. le professeur Bouillaud avait entrevu un rapport entre les troubles de la locomotion chez les aliénés paralytiques et une lésion cérébelleuse. Il l'expose dans sa nosographie médicale, 1846, et dans des leçons faites à la Charité en 1858, rédigées en 1859 par M. Voisin.

Malheureusement la séduisante théorie de M. Bouillaud, développée par M. Luys, ne repose pas sur des faits constants. « Il est vrai, dit Calmeil, que souvent les altérations qu'on rencontre dans le cerveau des aliénés atteints de paralysie générale s'observent en même temps dans le cervelet, mais à un moindre degré. » Calmeil qui, en 1826, avait donné à la maladie qui nous occupe le nom de paralysie générale des aliénés, a cru devoir modifier cette dénomination lorsqu'il fut tout à fait convaincu de la véritable nature et du véritable siége de la maladie, et, en 1859, il la désigna sous le nom de périencéphalite chronique diffuse. C'est assez dire qu'il considéra, comme siége principal des lésions, la partie périphérique du cerveau et les méninges.

Mais Calmeil ne fut pas exclusif, il ne nia pas l'existence simultanée de lésions autres que la périencéphalite; lésions qu'il avait d'ailleurs si bien décrites lui-même en 1826. Bayle est plus exclusif que Calmeil ; pour lui c'est dans le tissu de l'arachnoïde que siége le mal ; de là le nom donné à la maladie qui nous occupe, d'arachnitis chronique, de méningite chronique; les lésions de l'encéphale sont la conséquence des lésions des méninges; jamais la maladie ne procède du dedans au dehors; mais bien toujours du dehors au dedans ; des méninges au cerveau.

Cette opinion de Bayle a un grand poids; elle est encore adoptée aujourd'hui par beaucoup de médecins aliénistes; malheureusement pour elle, on rencontre parfois des paralysies générales procédant nettement du centre à la périphérie ; Vestphall et Magnan en ont cité des cas authentiques. En outre on rencontre des paralysies générales où les lésions des méninges sont très-peu accentuées relativement aux lésions des parties plus profondes: nous espérons pouvoir en citer un cas démonstratif.

Bien d'autres opinions nous restent encore à examiner :

Baillarger croit que l'induration de la substance blanche est un fait constant dans la paralysie générale.

Cette induration est telle, dit-il, qu'on peut détacher très-nettement la substance grise de la substance blanche sous-jacente, avec le manche d'un scalpel.

La même lésion avait été signalée par Delaye.

Parchappe localisait la maladie dans la zone moyenne de la substance grise corticale.

Les lésions ventriculaires ont été aussi considérées par certains auteurs comme caractéristiques de la paralysie générale.

Ces lésions sont : 1° les granulations qu'on rencontre sur les parois des ventricules, et particulièrement du quatrième; 2° l'accumulation de sérosité dans les ventricules, surtout dans les latéraux. Les granulations découvertes en 1694 par Brunner, puis décrites par Rokitansky et par Virchow en 1862, ont été regardées par M. Joire comme une des lésions les plus importantes de la paralysie générale.

M. Magnan les a décrites et expliquées, en 1873, dans les Archives de physiologie. Ce que nous pouvons affirmer, c'est que les lésions ne sont pas caractéristiques, nous les avons rencontrées plusieurs fois chez des femmes affectées de folie simple ou de démence.

L'épanchement de sérosité dans les ventricules amène quelquefois des troubles qui ressemblent à ceux de la paralysie générale; des vertiges, de l'obtusion des sens, de la torpeur intellectuelle, et un affaiblissement de la mémoire, des troubles variables de la parole et surtout un état de parésie générale (Jaccoud). Mais ce n'est pas là la vraie paralysie générale, les ventricules ne nous paraissent donc pas pouvoir être considérés comme le siége de la maladie que nous étudions. On rencontre les hydrocéphalies chroniques ailleurs que dans la paralysie générale.

D'autres auteurs ont attiré l'attention sur la dégénérescence des cellules nerveuses de la couche corticale.

Franz Meschede dit que « c'est cette dégénérescence qui constitue essentiellement l'altération anatomico-pathologique de la folie paralytique et spécialement de la démence paralytique. Macroscopiquement, dit-il, on remarque une coloration rouge de la couche intérieure de la substance corticale, avec apoplexies capillaires en forme de points, de sorte que d'une part l'hyperémie et le gonflement parenchymateux de la substance corticale, d'autre part les dégénérescences graisseuses et pigmenteuses et la métamorphose régressive, voilà ce qui constitue le début et la fin de la lésion organique essentielle de la paralysie générale ; dans les cas très-prononcés, la dégénérescence est visible à l'œil nu, la couche corticale est plus molle et souvent plus dure qu'à l'état normal ; elle est ordinairement pigmentée. »

Lockkart Clarke (Lancet 1866 et 67) a signalé la pigmentation des cellules corticales, et les altérations simultanées de la moelle.

Salomon, médecin Suédois (de Malmo), dit que les cellules sont étouffées par le tissu conjonctif ; c'est aussi dans la couche corticale qu'il place tout spécialement le siége de la paralysie générale. Beaucoup d'autres personnes font jouer un grand rôle à l'épaississement du tissu conjonctif, et ne voient dans l'altération des cellules que le résultat de la compression qu'elles subissent : mais cet épaississement du tissu conjonctif n'existe pas partout. Nous avons eu occasion d'étudier tout récemment au microscope des circonvolutions correspondant à des adhérences méningées, dans un cas de paralysie générale incontestable, et là nous avons vu des cellules malades, des vaisseaux malades, mais pas traces d'épaississement du tissu conjonctif.

D'autres auteurs ont vu dans les vaisseaux de l'encéphale la cause d'un certain nombre de paralysies générales.

Dans toutes les observations, en effet, relatives surtout à des cas anciens, on trouve des altérations des vaisseaux; leurs parois sont souvent épaissies, souvent granulo-graisseuses, souvent pigmentées; des amas d'hématoïdines se rencontrent parfois le long des capillaires.

Il nous reste à examiner une opinion émise en 1868 par MM. Pointcarré et Bonnet de Nancy. Ces auteurs placent le siége primitif de la maladie dans les cellules des ganglions sympathiques; ces cellules seraient diminuées de nombre et auraient subi des altérations semblables à celles qui ont été étudiées dans les cellules nerveuses de la périphérie du cerveau; les troubles vaso-moteurs résultant de cette altération rendraient compte de tous les phénomènes observés dans la paralysie générale : inégalité pupillaire, congestion au cerveau, etc., etc.

Il est certain que cette théorie n'est pas dénuée de fondement; qu'on trouve dans la paralysie générale des troubles profonds de l'innervation vaso-motrice. Ainsi, pour n'en citer qu'un exemple, nous avons pu voir à la Salpêtrière une femme atteinte de paralysie générale depuis peu de temps, affectée depuis une huitaine de jours d'une poussée méningitique qui, bien que ne restant pas couchée pendant le jour, avait des eschares au sacrum et aux coudes. Dès le début de ses accidents méningitiques, nous avons pu assister à la formation de deux pustules d'ecthyma, indice d'un trouble vaso-moteur considérable.

D'ailleurs M. Richet n'a-t-il pas signalé, lors de la ligature du nerf grand sympathique (dans la ligature de la carotide), des phénomènes à peu près semblables à ceux qu'on observe dans la paralysie générale; mais la théorie de M. Pointcarré n'est pas admissible dans la généralité des cas; car 1° ces altérations du grand sympathique ne sont pas constantes (Voisin); 2° elles se rencontrent dans d'autres maladies : l'atrophie musculaire, entre autres. M. Duchenne pourrait nous dire que c'est parce que, entre l'atrophie musculaire et la paralysie générale il y a de grands rapports de parenté; soit; la première raison que nous avons invoquée n'en garde pas moins sa valeur; elle suffit à ruiner la théorie.

En outre, les troubles vaso-moteurs ne sont pas toujours aussi prononcés que dans le cas dont nous avons parlé. La question, d'ailleurs, a été jugée par la Société médico-psychologique; un rapport de M. Foville a été fait à ce sujet le 27 avril 1868.

Il vient de paraître tout récemment un mémoire de Ludvig Meyer, dont le résumé, rédigé par M. Kelsch, se trouve dans la Revue des sciences médicales du 15 janvier 1874. Dans ce mémoire l'auteur ne parle que des lésions qu'on observe dans la première période de la maladie, alors qu'elle est exempte de complications; il a pu réunir 20 cas de ce genre et, dans ces 20 cas, les vaisseaux de l'encéphale, étudiés au microscope, auraient présenté les altérations suivantes : autour des capillaires des dernières artérioles et des premières radicules veineuses de la substance grise, on trouverait des productions cellulaires, indépendantes de la paroi, formant aux vaisseaux des gaînes complètes et continues qui en effacent plus ou moins la lumière, ou bien constituant autour d'eux des amas irréguliers et multiples ressemblant à des excroissances latérales; ces cellules nouvelles ne proviendraient pas de cellules préexistantes.

La lésion limitée d'abord à la substance grise s'étendrait plus tard à la substance blanche, puis aux ganglions cérébraux, aux pédoncules et même à la moelle allongée.

Ces gaînes cellulaires formées autour des vaisseaux s'épaississent, deviennent plus consistantes; si bien qu'elles finissent par être fort préjudiciables à la circulation. De là sans doute l'atrophie des cellules, et même, des fibres de la substance blanche signalée par l'auteur; de là aussi la rareté des hémorrhagies cérébrales dans la paralysie générale signalée déjà par Calmeil.

Dans ce travail, l'auteur allemand s'est efforcé de saisir les lésions primitives de la paralysie générale avant qu'aucune complication soit survenue; c'est là la seule manière logique de procéder; mais on conçoit que les sujets d'observation soient rares; on peut même s'étonner qu'un seul homme en ait pu réunir autant que M. Meyer. Nous sommes heureux de voir dans cet ouvrage tout récent, confirmée une fois de plus l'opinion que nous soutenons : à savoir que le siége primordial, essentiel de la paralysie générale est la périphérie de l'encéphale. (L'auteur dit très-nettement que les néoformations périvasculaires sont limitées, dans la première période de la maladie, à la substance grise.)

Tel est, sinon le dernier mot de la science, du moins la dernière opinion émise sur les lésions et le siége de la paralysie générale.

De toutes ces opinions émises sur le siége de la paralysie générale que faut-il conclure? Faut-il, considérant en outre la variabilité des causes, des symptômes, de la durée, conclure que la paralysie générale n'est pas une entité morbide. Non, assurément, la paralysie générale est une maladie, au même titre que l'ataxie locomotrice, que la scarlatine elle-même. La scarlatine n'est-elle pas aussi un protée? N'a-t-elle pas des formes variables? Et l'affection paludéenne? Et les maladies larvées? Ira-t-on jusqu'à nier l'existence d'une maladie portant le nom de scarlatine?

Cette doctrine qui consiste à dire qu'il n'y a que des malades, et pas de maladies, est nuisible au progrès de la science; si les maladies n'existaient pas, il faudrait les inventer, ne serait-ce que pour avoir des points de repère qui permettent de grouper logiquement les faits observés. C'est ce qu'ont parfaitement compris MM. Falret, Delasiauve, Brierre de Boismont, etc., pour ce qui concerne la paralysie générale. Ces auteurs ont fait tous leurs efforts pour distinguer la paralysie générale de tout ce qui n'est pas elle. Ainsi M. Falret, dans un article inséré dans les Archives de médecine de 1858, s'attache à tracer un schéma de la paralysie générale, puis à différencier cette maladie de celles qui lui ressemblent : de l'hémorrhagie cérébrale passée à l'état chronique, avec démence et affaiblissement des mouvements, des ramollissements chroniques du cerveau, des tumeurs cérébrales, des paralysies hystériques, épileptiques, alcooliques, saturnine, pellagreuse, de la paralysie générale progressive *sans délire*, dont l'existence est d'ailleurs contestable, de la paralysie générale, accompagnée d'atrophie musculaire, de M. Duchenne (de Boulogne.)

Faut-il donc admettre avec M. Falret une entité morbide nettement tranchée; essentiellement différente de toutes les autres maladies qui lui ressemblent sous quelques rapports ? Non, notre travail est au contraire en partie destiné à montrer que la paralysie générale, telle que l'a décrite Bayle, a des rapports de parenté avec d'autres maladies nerveuses, qu'elle peut leur être consécutive; de cette façon nous tâchons de garder un juste milieu entre les deux opinions extrêmes que nous venons d'exposer; nous considérons la paralysie générale à l'état simple comme une maladie réelle, mais excessivement difficile à reconnaître, se compliquant dès son origine de telle ou telle autre affection; de là, les lésions variables, les symptômes variables.

Si l'on tient compte d'une part de la cause de la maladie qui est, pour nous, un trouble circulatoire portant par conséquent son action sur tous les éléments du cerveau, mais sur ceux de la périphérie plus spécialement; d'autre part, de l'étroite connexion qu'ont entre eux les éléments nerveux, on comprendra qu'il est presque impossible que la lésion, cause de la maladie, reste localisée à un département du cerveau; de là, les nombreuses lésions et les nombreux symptômes décrits par les différents auteurs. Le siége primitif est très-difficile à connaître. Pour arriver à cette connaissance, il faudrait deux choses : premièrement, savoir diagnostiquer la maladie à son début; secondement, avoir un nombre suffisant d'autopsies d'individus atteints de paralysie générale au début. Ces deux conditions sont difficiles à réaliser; mais il ne faut pas désespérer. Pourquoi, d'ailleurs, demander à la pathologie mentale une certitude que n'a pas la pathologie ordinaire? Quel est le médecin qui diagnostiquera sûrement telle forme de tuberculose de telle forme de pneumonie caséeuse généralisée? Qui reconnaîtra avec certitude si une maladie fébrile qui débute est une fièvre typhoïde, un embarras gastrique ou une tuberculose aiguë?

Quant à nous, nous sommes porté à penser que le siége de la maladie est, suivant l'opinion de Calmeil, la périphérie de l'encéphale et les méninges. Nous essaierons d'ailleurs de le prouver à la fin de ce travail, en montrant qu'une lésion qui se propage dans l'encéphale du centre à la périphérie, n'amène la paralysie générale que quand la substance corticale est atteinte.

Toutes ces considérations sur le siége de la paralysie générale ne sont point oiseuses. « Qu'est-ce, disait Bichat, que l'observation, si l'on ne connaît pas le siége et la nature des maladies. »

Mais c'est surtout la nature de la maladie qu'il est important de connaître, car de cette connaissance découle immédiatement le traitement, sinon curatif, du moins prophylactique. Or, l'origine de cette maladie nous semble être inflammatoire.

CHAPITRE II.

Pour démontrer cette assertion nous invoquerons quatre ordres de preuves :

Preuves tirées 1° des lésions, 2° des symptômes, 3° des indications fournies par la thérapeutique, 4° de l'autorité des auteurs qui ont étudié le sujet. Nous ne voulons pas ici étudier les preuves tirées des causes, puisque c'est de la nature même de la maladie que nous voulons, dans notre 3e chapitre, déduire les causes.

1° *Preuves tirées des lésions.* — Les lésions de la paralysie générale, quel que soit d'ailleurs leur siége, nous semblent être d'origine inflammatoire; nous allons les passer rapidement en revue.

1° *Les lésions des méninges.* On en rencontre d'analogues dans les cas où une tumeur, irritant les éléments du cerveau de dedans en dehors, finit par arriver à la périphérie. Nous avons vu, le 10 janvier 1874, un sarcôme du cerveau, gros comme un œuf de poule, provoquer un épaississement des méninges correspondantes, avec adhérences entre les méninges et les parties sous-jacentes.

2° Cette teinte rouge, qu'on rencontre, dans les premières périodes de la maladie, dans la substance corticale, dans la substance blanche, dans les couches optiques et dans les corps striés, dans le cervelet, parfois dans la moelle elle-même, tient évidemment à un processus congestif.

3° Ces granulations, décrites par M. Joire, sont de nature inflammatoire.

4° L'hypertrophie des cellules corticales dans la première période de la maladie, décrite par M. Voisin, nous semble être aussi due à une exagération de nutrition du tissu nerveux.

2° *Preuves tirées des symptômes.* — Parmi les symptômes de la paralysie générale, il en est qui démontrent nettement la nature inflammatoire de la maladie. Les prodromes sont trop variables pour qu'on puisse les invoquer comme preuves, ils consistent essentiellement dans un changement de caractère, d'humeurs, d'habitudes ; mais déjà dans la période de début on peut faire des remarques plus concluantes. La forme expansive avec délire ambitieux est en effet la forme la plus fréquente du début. Bayle l'avait même regardée comme spécifique. Dans cette forme, les malades depuis quelque temps déjà violents et irritables, acquièrent peu à peu une activité anormale ; de là monomanie ambulante, qui a même valu à la maladie qui nous occupe le nom de *folie ambulatoire* ; de là les excitations génésiques inaccoutumées, les besoins de marche, les grandes entreprises et surtout les grands projets.

Ce n'est que plus tard que les conceptions délirantes prennent cette forme que M. Falret a si bien caractérisée en disant qu'elles sont multiples, morbides, non motivées, contradictoires entre elles.

Mais la maladie ne débute pas toujours insidieusement ; parfois le début est une congestion cérébrale survenant au milieu d'accidents prodromiques encore mal dessinés, suivie quelque temps après d'une nouvelle attaque, puis d'une troisième. Dans les cas où la maladie progresse par saccades, les malades ont, dit Marcé, le réseau capillaire de la figure dilaté et comme variqueux, les pommettes rouges, la face vultueuse, la nuque, le cou, les oreilles et le cuir chevelu très-injectés, bien qu'il n'existe aucune élévation de température de la peau. » Dire que l'élévation de température n'est pas constante, c'est peut-être exprimer une vérité ; mais il existe des cas où l'élévation de température est incontestable ; elle est relativement peu accentuée, elle n'est pas continue, mais elle existe ; nous n'en voulons pour preuve que l'observation suivante que nous avons sous les yeux en ce moment ; c'est celle d'un paralytique général, qu'on observe depuis un an et demi, dont on prend tous les jours la température matin et soir, chez lequel on a pu assister à l'évolution de la maladie.

Voici le résumé de cette observation :

M. X..., avant d'être atteint de paralysie générale, éprouvait le besoin de se faire saigner tous les ans, parce qu'il avait des congestions vers la tête, de la rougeur de la face.

Il a un caractère violent, d'ailleurs une vie très-sobre. Depuis l'année 1871, à la suite de travaux et de tracas considérables, il avait un peu d'hésitation de la parole et de l'incoordination dans les mouvements des membres supérieurs.

En 1872. Il n'avait pas de diminution appréciable de mémoire, ni de troubles de l'odorat ni de la vue, mais il avait déjà quelques idées de satisfaction, un sourire parfois hébété, un notable tremblement de la langue.

En janvier 1873, sa parole était troublée, ses pupilles étaient inégales, son caractère violent, parfois sombre ; puis sa mémoire s'affaiblit ; il eut à deux reprises différentes des accidents de congestion cérébrale, des convulsions, plusieurs fois des vertiges, une sensation de vague, des troubles de la vision, des périodes d'excitation, avec cela une constipation opiniâtre et des accidents fébriles coïncidant le plus souvent avec une période d'excitation, et dont les caractères sont d'être peu intenses, fréquents et de peu de durée.

Ne voulant pas retracer une courbe qui indique toutes les températures prises depuis un an et demi, nous nous contenterons de signaler les jours où la température axillaire a dépassé 37 degrés 5 dixièmes.

Durant le mois d'août 1872, la température ne s'est élevée qu'une fois à 38,4, tout le reste du temps elle a oscillé entre 36,4 et 37,4. (Un jour de fièvre.)

Pendant le mois de septembre 1872 le thermomètre est monté, le 19 au soir, à 38,2; le 21, 38,6. (Deux jours de fièvre.)

En octobre on a eu, le 4 au soir, 38,2 ; le 6 et le 9, 38 ; le 16, 38,6 ; le 17, 38,2; le 18, 38; le 19, 38; le 20, 37,2 le matin, 38,6 le soir; le 24, 25. 27, 38 le soir; le 28, 38,4; le 29, 37,2 le matin, 38 le soir; le 31, 37,6 le matin, 38,6 le soir. (Onze jours de fiévre.)

En novembre, du 1er au 5, des températures de 38,2 à 38,6 le soir, puis une période de calme de 25 jours.

En décembre 1872, 6 fois, 37,8 le soir.

En janvier 1373, la température est restée normale, variant entre 36,8 et 37,4.

En février 1873, le thermomètre a atteint 7 fois 37,6 le soir, et 2 fois 87,8.

En mars, 37,6, 9 fois; 37,8, 4 fois; 38, 1 fois; 38,4, 1 fois. (15 fois sur 30 on a remarqué de la fièvre le soir.)

En avril, les températures nous manquent en grande partie.

En mai 37,6, 6 fois; 37,8, 2 fois; 38, 2 fois. (10 jours de fièvre.)

En juillet 37,6, 6 fois; 37,8, 4 fois; 38, 3 fois; 38,2 4 fois, 38,4, 2 fois. (19 jours fébriles.)

En août la température n'a jamais été au-dessous de 37,2. Elle a atteint 3 fois 37,6, 9 fois 37,8, 8 fois 38, 4 fois 38,2. (24 jours fébriles.)

En septembre, 27,6, 2 fois; 37,8, 8 fois; 38, 18 fois; 32,2, 2 fois. (Pas un seul jour sans fièvre.)

En octobre, 1 fois 37,6, 18 fois 37,8, 9 fois 38, 1 fois 38,2 ; 1 fois 38,6. (En somme, pas un jour sans fièvre, la température n'a jamais baissé au-dessous de 37,2.)

En novembre, 2 fois 37,6; 10 fois 37,8; 14 fois 38; 2 fois 38,2 (28 jours avec fièvre le soir), et le matin la température n'est qu'une fois 37,2. Tous les autres jours elle varie entre 37,4 et 37,6.

L'administration judicieuse de la digitaline à doses variables de 2 à 4 granules pendant les jours de fièvre, maintient la malade dans un état relativement satisfaisant.

Cette observation ne prouve-t-elle pas d'une manière incontestable la nature inflammatoire de la maladie ?

Le traitement chez ce malade a, sans aucun doute, pour effet d'empêcher les congestions violentes, les inflammations plus franches; mais ce sont certainement des congestions, des poussées inflammatoires aiguës qui déterminent chez les paralytiques généraux cette fièvre violente qu'on observe pendant leurs attaques épileptiformes, apoplectiformes.

La paralysie générale n'a-t-elle pas aussi parfois une marche aiguë? Beau en a cité sept cas, survenus presque tous, dans la convalescence de fièvres typhoïdes ; il est permis d'hésiter dans le diagnostic de ces maladies, dans lesquelles on rencontrait des soubresauts de tendons, de la mussitation, du délire général, avec fièvre, un ramollissement de la substance grise, qui fait qu'on l'enlève avec la pie-mère; mais à part ces cas douteux, il en existe d'incontestables de paralysie générale à marche aiguë.

Mais c'est surtout la nature des complications qu'on observe dans la maladie, et qui déterminent d'ailleurs souvent la mort, qui est favorable à l'opinion que nous soutenons.

On sait que « la mort peut survenir au milieu des symptômes de périencéphalite aiguë; le pouls s'accélère, la peau devient chaude, la langue se sèche, il y a des soubresauts de tendons, de la contraction, de la rougeur du visage; le coma et la mort terminent au bout de peu de jours cette forme spéciale de recrudescence. » (Marcé.) Les autres complications sont des congestions cérébrales.

M. Aubanel en a distingué huit formes, qu'on peut d'ailleurs rencontrer successivement chez un même malade :

1re forme, légère ; — 2e, maniaque ; — 3e, comateuse ; — 4e, hémiplégique ; — 5e, convulsive ; — 6e, coup de sang ; — 7e, forme intermittente ; — 8e, forme irrégulière, avec alternance de tous ces symptômes ; c'est certainement la dernière qu'on rencontre le plus fréquemment.

Ces complications, dont l'appareil symptomatique n'est pas ordinairement en rapport avec la gravité, tiennent souvent à des hémorrhagies méningées qui se forment dans les membranes du cerveau, préalablement épaissies.

Il existe encore d'autres complications (qui méritent aussi bien le nom de maladies intercurrentes), et qui sont aussi de nature inflammatoire. Ecoutons Calmeil : « L'explosion des périencéphalies diffuses aiguës coïncide souvent, dit-il, avec le développement d'une autre phlegmasie aiguë, telle que la pleurésie, la gastrite, la turgescence des follicules de Peyer, l'inflammation de la membrane muqueuse des gros ou des petits intestins, de sorte qu'on est porté à les prendre pour de simples accès de délire symptomatique. »

3° Les résultats fournis par la thérapeutique prouvent aussi la nature inflammatoire de la maladie. — Tous les médicaments qui ont pour effet de congestionner le cerveau sont formellement contr'indiqués, dans le traitement de la paralysie générale, surtout pendant les périodes d'excitation.

Le diagnostic de la maladie dans certaines de ses formes est tellement difficile, qu'on a parfois traité comme folie simple de ces paralysies générales, que Calmeil a si bien décrites sous le nom de périencéphalites à formes insidieuses. Or, la morphine qui, par son action congestive sur l'encéphale, réussit si bien dans la véritable manie, échoue misérablement dans la paralysie générale, comme d'ailleurs dans la folie congestive ; dans ces cas, elle produit une aggravation des symptômes, des congestions intenses vers la face. Tandis que les médicaments qui ont pour effet de resserrer les vaisseaux, de décongestionner l'encéphale, réussissent d'une façon incontestable, sinon à guérir la maladie, du moins à empêcher les accidents graves de se produire et à prolonger l'existence des paralytiques généraux. Les principaux de ces médicaments sont la digitale et le bromure de potassium. — M. Voisin emploie plus spécialement la digitaline, et il obtient par ce moyen des résultats satisfaisants dans le traitement curatif, et surtout prophylactique des accès : Mme X..., dont nous avons pu suivre récemment l'observation, entre à la Salpêtrière dans un état d'agitation tel qu'on pouvait avoir des craintes sérieuses pour sa vie ; la fièvre était violente ; la malade avait des hallucinations terrifiantes, une grande volubilité, d'ailleurs un peu d'inégalité pupillaire, quelque embarras dans la parole ; on n'hésita pas à lui donner dès le lendemain six granules de digitaline, on lui mit des sangsues aux pieds ; on parvint ainsi à enrayer ces graves accidents, car un jour après, la digitaline avait agi si bien que la malade était même un peu prostrée. — Elle n'avait plus d'hallucinations, elle nous raconta celles qu'elle avait eues la veille et l'avant-veille : elle avait entendu, dit-elle, des coups de fusil, de canon, etc. ; puis elle se mit à marmötter des paroles décousues, parlant de châteaux pleins d'oranges et de figues; au drame de l'avant-veille, avait succédé le non moins pénible spectacle d'une intelligence se perdant sans retour, mais le résultat thérapeutique était atteint.

Relativement à la prophylaxie des attaques, la digitale n'agit pas moins bien ; il nous suffit, pour le prouver, de rappeler l'observation citée plus haut de ce monsieur, dont on prend depuis un an et demi la température matin et soir, qui, depuis qu'il est en traitement, n'a eu qu'une fois des accidents de congestion cérébrale; une autre observation, celle de Mme L..., que nous citons plus loin, est tout aussi convaincante.

Les émissions sanguines (saignées, sangsues aux pieds), réussissent aussi dans les manifestations aiguës de la paralysie générale; nous sommes à nous demander si elles agissent dans ces cas comme déplétives ou comme dérivatives; mais peu importe au point de vue de l'opinion que nous tâchons de justifier, relativement à la nature inflammatoire, ou tout au moins congestive de la paralysie générale. — Les bains frais à 20° prolongés sont éminemment antiphlogistiques.

Les purgatifs agissent aussi, sans doute, comme dérivatifs, ils trouvent une indication formelle dans les cas qui nous occupent.

Les vésicatoires larges appliqués pendant quarante-huit heures sur la nuque, préalablement rasée, sont tous les jours employés avec succès par M. A. Voisin.

Les sétons à la nuque donnent aussi de bons résultats.

Une médication aussi active, qui n'amène pas des résultats funestes, est évidemment indiquée; loin d'amener des résultats funestes, elle produit des effets utiles,

les conclusions sont faciles à tirer : *naturam morborum cu ationes ostendunt.*

4° Les preuves tirées de l'autorité du témoignage des auteurs ont tout autant de valeur; or, presque tous s'accordent à admettre qu'il y a dans la paralysie générale un élément vasculaire. — Dès 1826, Calmeil s'était attaché à l'idée d'une origine inflammatoire. Les noms donnés à la maladie (périencéphalite) par lui-même ultérieurement; par Bayle (méningite, arachnite chronique); par M. Magnan (encéphalite interstitielle), prouvent suffisamment l'opinion de ces auteurs. — M. Lasègue, dans sa thèse d'agrégation, résume ainsi les lésions de la paralysie générale : « C'est d'abord une congestion sanguine ou inflammatoire, plus tard surviennent les épanchements séreux et l'atrophie. »

Broussais, Lallemand, Parchappe, admettent l'origine inflammatoire de ces lésions; Marcé est plutôt porté à reconnaître une congestion chronique, qu'une véritable inflammation; mais ce sont là des nuances, car, en somme, la congestion et l'inflammation ne sont que deux stades d'un même processus,

L'auteur allemand, dont nous avons parlé dans la première partie, reconnaît aussi la nature inflammatoire de la maladie (Ludwig Meyer, janv. 1874, t. I).

CHAPITRE III.

Maintenant que nous connaissons l'importance des phénomènes vasculaires dans la production de la paralysie générale, nous avons tout naturellement à nous demander quelles peuvent être les circonstances où la congestion encéphalique se doit produire? A chacune des causes invoquées, nous tâcherons de rattacher des faits prouvant la justesse de nos déductions.

La congestion et l'inflammation n'étant que deux périodes d'un même état morbide, l'inflammation coïncidant avec une période déjà avancée de la maladie, tandis que la congestion est évidemment le phénomène primitif, il est logique, dans l'étude des causes, de s'occuper spécialement des phénomènes congestifs.

Que la congestion soit active ou soit passive, nous n'avons pas à nous en inquiéter; car la seule chose qui nous intéresse, c'est l'afflux exagéré du sang dans les parties périphériques de l'encéphale.

Or, relativement à l'afflux du sang, il y a à considérer deux facteurs : la pression sanguine d'une part, la résistance vasculaire de l'autre; de là deux groupes très-nets de causes, dont chacun se divisera et se subdivisera :

1° En causes qui modifient la pression sanguine de façon à provoquer un afflux exagéré dans les organes encéphaliques;

2° En causes qui modifient la résistance vasculaire de façon à permettre un afflux sanguin exagéré.

A. *Causes tenant à la force propulsive du cœur.*—1° Une diminution de la force propulsive du cœur amène une stase veineuse et capillaire. Ce cas se présente dans la convalescence des maladies aiguës; nous commencerons donc par l'étude sommaire de la paralysie générale à la suite des maladies aiguës.

2° Une augmentation de la force propulsive du cœur, coïncidant avec une résistance inégale des parois des divers vaisseaux de l'économie, aura pour effet d'amener dans ces vaisseaux moins résistants une quantité plus considérable de sang que dans les vaisseaux mieux doués. Nous ne supposons pas encore que les vaisseaux sont malades; ils sont seulement moins résistants. Ces départements *minoris résistantiæ*, comme disaient les anciens, varient suivant les individus ; chez l'un, c'est le poumon ; chez l'autre, c'est le cerveau qui se congestionne sous l'influence de la moindre excitation, d'une augmentation relativement légère dans la force d'impulsion du cœur. Un excès d'alcool, des excès répétés bien que peu considérables, des émotions morales, précipitant les battements cardiaques, suffiront chez les individus prédisposés pour amener des congestions céphaliques.— Or, ces prédispositions étant généralement héréditaires, nous serons conduit à étudier l'influence de l'hérédité sur la paralysie générale et l'influence des tempéraments.

Les émotions morales agissent autrement qu'en provoquant une augmentation dans la force propulsive du cœur; elles ont aussi une action immédiate sur les vaisseaux ; leur étude forme la transition naturelle entre notre premier et notre second groupe ; c'est d'elle que nous nous occuperons en troisième lieu.

B. *Causes agissant sur les vaisseaux.* — Les causes qui modifient la résistance relative des vaisseaux sont : 1° celles qui en amènent le relâchement paralytique ; 2° ce sont les diverses altérations nutritives des parois vasculaires.

Parmi les premières il y a :

1° Les influences morales ; nous en avons déjà parlé.

2° Un travail exagéré des cellules cérébrales nécessite une nutrition exagérée de ces cellules, une véritable congestion ; nous aurons donc à étudier l'influence du travail intellectuel comme cause de la paralysie générale. De là à l'influence de l'âge il n'y qu'un pas. L'influence du milieu social, de la civilisation, doit être étudiée immédiatement après.

3° Le froid prolongé, la chaleur humide prolongée, amènent le relâchement des vaisseaux ; à ceci se rapporte l'étude des climats, des conditions de milieu atmosphérique au point de vue de la paralysie générale.

4° Le relâchement paralytique des vaisseaux est encore amené par des névropathies qui existent depuis longtemps. Là se place la question si controversée des rapports qui existent entre la paralysie générale et les folies névropathiques.

5° Les abus de coït amènent aussi un relâchement des vaisseaux, soit par paralysie des nerfs du grand sympathique, soit plutôt par excitation des nerfs vasomoteurs, cérébro-spinaux ; bref, ces abus du coït, si souvent invoqués comme cause de la paralysie générale, méritent d'être étudiés à part ; leur étude trouve place ici.

6° Certains médicaments produisent le relâchement des vaisseaux, l'opium par exemple ; le tabac, l'alcool.

Parmi les altérations nutritives des parois vasculaires, les plus fréquentes sont dues à l'alcoolisme. Existe-t-il une paralysie générale alcoolique ? C'est ce que nous étudierons sommairement.

Supposons la congestion établie pour une raison ou pour une autre ; de la congestion à l'inflammation il n'y a qu'un pas ; on n'aura donc pas lieu de s'étonner de rencontrer des paralysies générales à la suite d'attaques répétées d'épilepsie, à la suite des folies congestives ; c'est là encore un point fort discuté.

Enfin, il nous restera à étudier les inflammations périencéphaliques primitives, puis celles qui sont consécutives à des tumeurs, à des foyers de ramollissement, et enfin les inflammations propagées (sclérose des cordons postérieurs de la moelle propagée au cerveau, sclérose diffuse de la moelle propagée au cerveau, sclérose cérébrale), dans leurs rapports avec la paralysie générale.

Fidèle à notre plan, nous allons commencer par l'étude des paralysies générales consécutives aux maladies aiguës ; elles sont rares.

Nous avons déjà dit que celles que Beau avait décrites dans les *Archives générales*, en 1852, n'étaient pas des maladies à caractères bien tranchés ; la plupart des malades cités ont guéri. On trouve, en outre, éparses dans la science quelques observations plus ou moins concluantes ; M. Contesse en cite dans sa thèse un cas, en

1862; M. Foville, à la Société médico-psychologique de janvier 1873, a cité le cas d'un soldat de 28 ans qui, à la suite d'une variole grave, éprouva dans ses facultés intellectuelles et motrices une telle déchéance, que les médecins croyaient avoir affaire à un dément paralytique arrivé à la dernière période; la voix était nasonnée, le malade était gâteux, etc., etc. Dix-sept mois après, cet homme sortait de Charenton à peu près guéri. C'est là ce que M. Foville appelle un cas de paralysie généralisée.

M. Delasiauve cite le cas d'un nommé Paulus, âgé de 27 ans, qui à la suite du choléra fut atteint de délire incohérent, à forme ambitieuse. Il fut arrêté sur la voie publique; lors de son entrée à l'asile, il avait du tremblement des lèvres, une prononciation difficile, il était très-agité; il sortait au bout d'un mois parfaitement guéri.

Baillarger cite un cas semblable, celui d'une femme de 41 ans, qui à la suite d'une fièvre typhoïde offrit tous les signes de la paralysie générale, mais qui guérit rapidement.

M. Christian a étudié, vers le milieu de l'année 1873, la folie consécutive aux maladies aiguës, mais particulièrement la folie simple. Or, il a trouvé de ces folies simples accompagnées quelquefois de paralysies. « C'est, dit-il, ce qui peut les faire confondre avec des paralysies générales, d'autant plus qu'on y rencontre parfois des idées de grandeur. » Mais ces maladies-là guérissent et rapidement, malgré les symptômes alarmants qu'elles peuvent présenter.

Toutes ces maladies ne sont donc pas nettement des paralysies générales ; beaucoup rentrent dans cette catégorie de maladies que M. Cavallier, médecin de l'Asile de Montpellier et professeur à la Faculté, propose d'appeler paralysies universelles, et que M. Foville appelle paralysies généralisées.

Nous concevons cependant la possibilité de la vraie paralysie générale à la suite des maladies aiguës, du choléra spécialement. Les autopsies des cholériques auxquelles il nous a été donné d'assister, nous ont toujours montré, en effet, un cerveau congestionné ; la substance corticale y avait une teinte lilas, mais nous ne connaissons pas d'observations authentiques. C'est, peut-être, que pour produire les lésions de la paralysie générale, il doit falloir un temps relativement long et que les troubles circulatoires qui ont lieu pendant les convalescences, même les plus longues, ne suffisent pas pour amener des lésions assez profondes.

Parmi les causes qui diminuent la force propulsive du cœur et facilitent ainsi la stase sanguine ; on devrait logiquement placer, en première ligne, les maladies du cœur arrivées à la période d'asystolie. Dans ces cas on sait, en effet, que les poumons, le foie, les reins, subissent des altérations profondes dans leur nutrition. Ces organes sont d'abord congestionnés, puis ils subissent la dégénérescence scléreuse ; mais, chose curieuse, les troubles fonctionnels et nutritifs qu'on observe dans les cachexies cardiaques, ne se produisent pas dans le cerveau , pas plus d'ailleurs que dans la rate ; ce n'est qu'à la période ultime des maladies du cœur que se produisent, dans les ventricules du cerveau et dans les méninges, des épanchements de sérosité qui amènent des troubles cérébraux bien différents de ceux de la paralysie générale.

INFLUENCE DE L'HÉRÉDITÉ.

Les avis sont partagés sur la question de savoir si l'hérédité joue un rôle dans l'étiologie de la paralysie générale. Calmeil prétend qu'on la rencontre dans le tiers des cas, c'est-à-dire que dans la tiers des cas on rencontre parmi les ascendants des paralytiques généraux des aliénés de toutes sortes, maniaques, monomaniaques, paralytiques généraux, épileptiques, etc. Marcé est du même avis.

D'autres personnes nient cette influence. La paralysie générale, disent-elles, arrive à un âge où les influences héréditaires n'ont plus une importance capitale; elles s'appuient aussi sur des statistiques. Les *Annales médico-psychologiques* de l'année 1864 ou 1865, relatent diverses discussions à ce sujet : la statistique est une arme dont on doit peu se servir dans les questions relatives à la paralysie générale, et voici pourquoi : une statistique n'est bonne qu'à la double condition de porter sur de grands nombres, et sur des unités de même nature. Or, la loi des grands nombres peut être à la rigueur observée, mais la deuxième condition est difficile à remplir, à cause de toutes les pseudo-paralysies générales, à cause de la difficulté du diagnostic de la véritable à ses diverses périodes.

L'hérédité joue dans tout ce qui a rapport au système nerveux un rôle si important, qu'il nous semble logique de conclure avec Calmeil qu'elle n'est pas étrangère à la paralysie générale.

INFLUENCE DES TEMPÉRAMENTS.

Nous croyons avoir remarqué que la paralysie générale survient rarement chez les individus malingres.

Les sujets à tempérament sanguin y sont plus disposés que les autres, de là peut être une plus grande fréquence de la maladie chez les hommes; elle y est, on le sait, cinq fois plus fréquente que chez les femmes.

De là peut-être aussi la cause de la plus grande fréquence chez les personnes arrivées à la fleur de l'âge, entre 35 et 40 ans ; tous les auteurs classiques ont insisté sur les détails relatifs à cette question de l'âge.

DES INFLUENCES MORALES.

Nous ne prétendons pas ici trancher l'éternelle question des rapports du moral et du physique, ni dire que les influences morales n'agissent qu'en paralysant les vaisseaux de l'encéphale, ou qu'en augmentant l'impressionnabilité cardiaque de telle façon que l'équilibre entre la pression sanguine et la résistance vasculaire soit rompu ; il est sage dans des problèmes si complexes de compter avec tous les éléments, et l'élément dynamique n'est sans doute pas le moins important; nous admettons donc que nous n'étudions qu'une partie minime de la question en étudiant l'influence des impressions morales sur la circulation du cerveau. Personne ne nie l'influence des passions sur la circulation capillaire; influence appréciable, surtout par les changements de coloration du visage; or, ce qui se passe dans les capillaires de la face, se passe aussi dans ceux de l'encéphalé. Les passions doivent donc agir sur la circulation cérébrale.

Nous ne savons pas qu'on ait observé de paralysies générales consécutives à une seule émotion morale: si vive qu'elle ait pu être; on peut à la rigueur observer d'autres formes de folie naissant subitement à la suite d'une violente frayeur, par exemple, d'une désolante nouvelle; bien que ces cas ne soient pas aussi fréquents que les romanciers se sont plu à le faire croire; mais la paralysie générale reconnaissant des causes d'ordre affectif, ne naît qu'à la suite d'impressions souvent répétées; comme si un nombre considérable de poussées congestives était nécessaire pour produire la lésion cause de la maladie.

Tous les auteurs ont signalé l'influence de ces causes morales, et aujourd'hui les médecins aliénistes de Paris sont malheureusement placés dans toutes les conditions requises pour vérifier la réalité de cette influence; les douloureux événements de 1870 et 1871 ont dû augmenter partout le contingent des paralytiques généraux, si nous en jugeons par ce qui se passe à la Salpêtrière.

Nous regrettons de n'avoir aucune statistique à ce sujet, malgré les vices que nous avons signalés comme inhérents à ce procédé d'investigation, quand il s'agit de maladies mentales en général, et de folies paralytiques en particulier.

Mais nous avons déjà signalé une observation où les influences morales ont paru jouer un rôle incontestable c'est celle de ce monsieur dont on prend la température depuis plus d'un an.

Sa maladie remonte à la fin de 1871; pendant la Commune il avait eu énormément de tracas, il avait dû fournir un travail considérable, excessif; il avait eu sa maison pendant longtemps menacée d'être brûlée, vu qu'elle était située en face d'un vaste foyer d'incendie.

Nous allons encore citer une observation que nous avons pu recueillir à la Salpêtrière, et qui est intéressante à plusieurs titres :

Mme L..., blanchisseuse, âgée de 48 ans, née à Arcueil (Seine), entre le 13 mai 1873 à la Salpêtrière, dans le service de M. Voisin.

Le certificat de la préfecture de police porte:

Démence paralytique, excitation maniaque violente, quelques idées orgueilleuses, pupilles inégales.

Le certificat du Dr Trélat porte : En voie de paralysie générale, parole légèrement troublée.

La malade a été bien portante jusqu'en avril 1873; depuis cette époque son caractère a beaucoup changé. Elle devint excessivement irascible et bavarde. Elle parlait de barrières fermées, de guerres à recommencer, « mais où il n'y aurait ni sang ni batailles.» « Il faut, disait-elle, prendre le plus gros cheval pour emmener tous les enfants qui étaient malades chez le médecin. » La mémoire ne s'était pas sensiblement affaiblie; la vue s'était troublée; il y avait des bourdonnements d'oreille. On la traita, dès le début, par des sangsues à l'anus, qui n'eurent aucun effet sur l'état mental; la malade ne voulait ni se coucher ni se laisser habiller; elle parlait de chevaux, de calèches qui allaient venir la prendre.

Cette femme avait éprouvé pendant la guerre des pertes considérables et des émotions violentes. On avait livré un combat sous ses fenêtres; on l'avait chassée, elle et son mari de leur habitation ; le moulin qu'exploitait son mari avait été pillé; il est probable que tout cela avait agi sur son état mental.

Lorsqu'elle se présenta à la Salpêtrière, elle avait une loquacité extrême; elle riait, disait des choses désordonnées.

Elle marche bien, a conservé une force assez considérable et égale des deux côtés; la sensibilité est normale; ses pieds sont froids, violacés, les veines y sont dilatées; elle porte la trace de varices ulcérées le long des jambes.

Les pupilles sont égales. Elle reconnaît les objets qu'on lui montre. Quand on lui met du poivre sous le nez, elle dit d'abord que c'est du poivre, puis de la fleur d'oranger, de la liqueur hygiénique, du tabac falsifié.

La langue tirée hors de la bouche ne tremble pas, pas de trouble de la parole, mais incohérence absolue dans les idées. En voici un échantillon : « Ce sera autant d'enfants que nous aurons ; les cils du petit Jésus; elle a de beaux chevaux et des voitures Bourdon, sur lesquelles sont marqués ces mots : Vive le petit Jésus et la terre sainte; elle se purgeait avec un dominicain, lequel passe à tous moments en ballon, etc., etc. » Cette femme était à l'époque de la ménopause; elle perdit encore une fois du sang à l'hôpital, les premiers jours de son entrée.

On la traite par un violent purgatif d'abord, puis par un vésicatoire à la nuque et par la digitaline en granules; de façon à empêcher le pouls de dépasser 92 pulsations à la minute, on va jusqu'à 3 granules.

Le 31 mai, elle était plus excitée que les jours précédents, le pouls était à 112. On recourt encore au vésicatoire, et on donne 4 granules de digitaline; le pouls descend le lendemain à 84. On donne 3 grammes le surlendemain, 4 juin, le pouls tombe à 60. On donne 2 granules le 5 juin, le pouls remonte à 100 pulsations à la minute, il était très-faible. On applique un séton à la nuque.

Le 9 juin la pupille gauche est plus dilatée que la droite; Mme L... est calme. En voyant autour d'elle des malades agitées elle dit : « Sont-elles assez malades! » Les idées de richesse subsistent pendant quelques jours après le 26 juin. La malade racontait qu'elle avait douze machines à vapeur, qui étaient en ce moment à Rueil (pays habité par son frère), et qui allaient bientôt être expédiées à Fontenay.

Par moments la parole est hésitante. Pendant les mois de juillet nous n'avons à signaler que l'inégalité persistante des pupilles; un anthrax au cou et l'existence de petites eschares au sacrum et au coude; le tout était guéri au mois d'août 1873. Notons encore l'état du pouls : il est parfois intermittent; au moyen de 4, ou 3, ou 2, ou 1 granule de digitaline, on le maintient entre 54 pulsations et 84.

Au commencement de septembre, nous remarquons que l'inégalité des pupilles a disparu; la malade ne nous reconnaît pas, bien qu'elle nous ait vu presque tous les jours depuis deux mois : la parole est traînée.

En décembre 1873, Mme L... est absolument dans le même état de démence, elle n'est plus agitée. On s'applique à ne pas laisser son pouls dépasser 60 pulsations ; ce traitement paraît destiné à prolonger indéfiniment la vie de la malade; il empêche les congestions au cerveau; aucun symptôme de congestion ne s'est montré depuis plus de six mois; la malade a beaucoup d'embonpoint, les pupilles sont égales, la parole n'est pas embarrassée, mais il ne reste aucune lueur d'intelligence. Les idées de grandeur et de satisfaction persistent et sont peu variées; voilà six mois que nous entendons la malade répéter tout les jours que « monsieur Dieu va venir la chercher en calèche. » Le 15 janvier l'état de la malade était plutôt amélioré qu'aggravé; Mme L... est calme, avec des idées de satisfaction; ses pupilles sont égales, la parole n'est pas troublée, les forces sont assez bien conservées, mais la malade est gâteuse. Le traitement par la digitaline est toujours continué.

Nous avons là une paralysie générale incontestable, l'excitation du début, l'hésitation de la parole qu'on a notée à un moment donné, l'inégalité pupillaire qui a été observée pendant plusieurs mois, et enfin la forme du délire suffisent amplement pour confirmer un diagnostic porté d'ailleurs, dès le début, par les médecins qui ont vu la malade.

Or, il est infiniment probable que les chagrins, les pertes et les tracas de toute sorte éprouvés à la suite du siége de Paris et de la Commune, ne sont pas étrangers à la maladie ; d'autant plus que dans ce cas on ne peut invoquer aucune autre étiologie ; Madame L..., mère de famille a toujours eu une vie régulière, et l'hérédité chez elle n'est pas en cause.

N'est-il pas curieux de voir dans ce cas la prédominance manifeste des troubles intellectuels, sur les troubles somatiques ; et les personnes qui adoptent les idées d'Esquirol ne verraient-elles pas, dans cette observation, la confirmation de leur théorie qui admet dans la paralysie générale deux choses bien distinctes, la démence et la paralysie?

A côté des influences morales il faut placer l'influence des travaux intellectuels excessifs; la thèse de M. Contesse, interne à Bicêtre, soutenue en 1862, donne à cet égard une statistique très-significative, de laquelle il résulte que les professions intellectuelles donnent un chiffre de 15 p. 100 de folies non paralytiques, et un chiffre plus que double; 38 p. 100 de folies paralytiques. La folie paralytique serait donc, de toutes les formes de folies, celle qui est le plus répandue chez les individus à professions intellectuelles. C'est que le travail du cerveau exagéré nécessite une nutrition exagérée de l'organe; de là des hyperémies souvent répétées. Et puis il faut encore tenir compte de cette considération, qu'un travail excessif détériore les organes autant qu'un travail modéré les entretient.

Un travail excessif des muscles en produit l'atrophie (l'atrophie musculaire progressive ne reconnaît souvent pas d'autre origine).

Passons maintenant à l'influence de certains poisons qui ont pour effet de créer des congestions de l'encéphale, et commençons par l'étude du tabac. Il est certain que même chez les personnes qui ont l'habitude de fumer, le tabac produit une légère congestion de l'encéphale. Nous n'en voulons citer que deux preuves. Un individu qui, arrivé la suite d'un repas copieux accompagné de libations excessives au dernier degré d'excitation compatible avec l'état de santé, se soumet à l'influence du tabac risque fort de voir son excitation cérébrale devenir maladive; quand bien même il serait depuis longtemps accoutumé à la fumée du tabac; c'est que l'action congestive du tabac vient s'ajouter à l'action congestive de l'alcool et des autres excitations. Un autre fait nous était signalé ce matin même, 18 janvier, par un officier aliéné, mais en voie d'amélioration, qui avait renoncé à l'usage du tabac depuis quelque temps, parce que, disait-il, chaque fois qu'il fumait, sa face devenait rouge et ses idées devenaient plus confuses.

Bref, le tabac nous paraît congestionner l'encéphale, et son influence, jointe à d'autres agissant dans le même sens, peut être une cause de paralysie générale; M. Jolly a fait à ce sujet diverses communications aux sociétés savantes, il admet un rapport incontestable entre la paralysie générale et les abus du tabac.

Les dernières influences que nous venons d'étudier, influences morales, influence du travail excessif, influence du tabac, on pourrait les grouper sous le titre d'influence du milieu social, par opposition à l'influence du milieu cosmique qui mériterait bien d'être étudiée, mais qui ne l'a pas été sérieusement jusqu'ici.

C'est sur cette influence du milieu social (qu'on aurait tort d'appeler influence de la civilisation), que M. Lefebvre (de Louvain) vient de faire paraître un travail dont la discussion occupe en ce moment le monde scientifique.

M. Lefebvre considère la folie paralytique qu'il appelle une maladie du siècle, comme produite par les excès de boissons, de passions, de travail, de tabac; toutes les opinions qu'il émet sont combattues jusque dans leurs moindres détails, mais avec un succès variable, par les membres de l'Académie royale de médecine de Belgique. Nous ne pouvons que renvoyer aux journaux du mois de janvier 1874 pour ce qui est relatif à cette discussion.

Une substance qui ne manque pas d'avoir avec le tabac quelques rapports de parenté, c'est l'opium : ce médicament dilate les capillaires ou les laisse se dilater. C'est la même chose au point de vue de la question qui nous occupe, c'est sur cette action qu'est basée toute la théorie physiologique de l'opium ; or, les capillaires du cerveau n'échappent pas à la loi générale, quelle que soit d'ailleurs la tolérance acquise, il est donc fort probable que l'opium à hautes doses et longtemps employé, surtout par les individus qui n'en ont pas besoin, amène des congestions repétées de l'encéphale.

Les individus empoisonnés par l'opium n'ont-ils pas le cerveau congestionné? On remarque chez eux, dit M. Tardieu, « une congestion occupant surtout la périphérie et s'accompagnant quelquefois de petits foyers d'apoplexie capillaire, plus souvent d'une infiltration abondante de sérosité sous l'arachnoïde et d'un épanchement de même nature dans les ventricules. »

De la congestion chronique à la paralysie générale, nous avons dit qu'il n'y avait pas loin ; nous ne connaissons cependant pas de paralysies générales observées chez les Orientaux ; MM. Moreau et Griesinger qui ont longtemps séjourné en Orient, n'en ont pas décrit, à notre connaissance du moins.

Peut-être la maladie n'a-t-elle pas en Orient la même forme que chez nous, s'il est vrai comme le dit Esquirol que la folie emprunte son cachet particulier aux idées dominantes aux différentes époques et aux différents lieux, peut-être les documents d'anatomie pathologique ont-ils fait défaut, car le culte des morts est observé en Orient de la façon la plus rigoureuse.

Tout ce que nous pouvons dire, c'est qu'il paraît certain que les mangeurs d'opium ont un engourdissement habituel des membres.

DE LA PARALYSIE GÉNÉRALE CONSÉCUTIVE AUX DIVERSES FORMES DE FOLIE NÉVROPATHIQUE.

On observe parfois des paralysies générales survenant à la suite de folies simples, de folie hystérique, par exemple; y a-t-il un rapport pathogénique entre les deux affections ou une simple coïncidence? La question est difficile à trancher. Parchappe cite des cas de paralysie générale ayant pris naissance sur des sujets affectés déjà d'une forme quelconque de folie simple; Calmeil en cite aussi trois observations concluantes, et il pense qu'on « ne saurait trop se tenir en garde contre le développement de l'inflammation cérébrale, même alors que le dérangement des facultés mentales ne s'est d'abord manifesté que sous une forme simple. »

Il nous paraît logique de penser que la paralysie générale doit se produire plus facilement chez un individu dont le cerveau était déjà préalablement altéré, sinon dans ses éléments, du moins dans ses fonctions, que chez un individu parfaitement sain ; à ce titre la folie simple antérieure pourrait déjà être considérée comme cause prédisposante; mais ne peut-elle pas agir aussi comme cause déterminante? Ne peut-on pas concevoir que la congestion du cerveau puisse être amenée par une névropathie préalable?

Nous avons tous les jours sous les yeux des phénomènes de congestion et d'inflammation produits par des névropathies : les fluxions qui reconnaissent pour cause des douleurs névralgiques. Trousseau dans sa clinique a insisté avec soin sur ces faits. M. Voisin nous citait récemment le cas d'une dame enceinte depuis trois mois, qui, à la suite de violentes douleurs de matrice, avait eu d'abord des vomissements longtemps incoercibles; en outre une fluxion considérable avec éréthisme des deux mamelles et une congestion de la muqueuse de l'arrière-gorge, qui s'était par parenthèse très-rapidement accompagnée de muguet. Or, tous ces accidents avaient cédé très-rapidement au traitement ordonné : bromure de potassium pour arrêter les vomissements; quatre sangsues à la base des mamelles; une sangsue au cou, et quelques médicaments anodins.

Les accidents de congestion vers les mamelles et vers la gorge, qui ont cédé si vite à un léger dérivatif, ne paraissent-ils pas être des troubles sympathiques des troubles abdominaux?

Ce qui se passe dans les autres organes peut se passer du côté du cerveau; une névropathie chronique peut, à la rigueur, amener une congestion chronique.

Nous avons encore assisté à la Salpêtrière à un autre fait qui peut confirmer l'idée que nous émettons. C'est le cas d'une femme qui, à la suite de pertes excessivement considérables de sang, devint aliénée; on avait manifestement là affaire à une folie simple par anémie. Un traitement par la morphine, destiné à congestionner le cerveau, avait déjà produit des résultats incontestables, lorsqu'une pneumonie aiguë vint compléter la guérison de la maladie mentale; malheureusement cette pneumonie se compliqua bientôt de pleurésie; la pleurésie devint purulente, un pyopneumothorax se développa en l'espace de huit jours, et, malgré l'opération de l'empyème, cette malade succomba.

A l'*autopsie*, on trouva dans son cerveau, dans le lobe sphénoïdal droit, une partie de substance blanche, large comme une pièce d'un franc, qui présentait un grand nombre de pertuis vasculaires d'un calibre anormal, indices d'une congestion passée.

A quoi était dû cet état? M. Voisin n'hésita pas à penser qu'il était dû à une fluxion en rapport avec le délire; que chez cette femme la folie névropathique, qui avait duré peu de temps (trois semaines au plus), avait amené une fluxion localisée; que si la névropathie avait duré plus longtemps, on aurait pu avoir une congestion plus étendue. Or, rien n'empêche d'admettre que, dans ce cas, la congestion, au lieu de se faire dans la substance blanche, aurait pu se faire dans la substance grise. D'une congestion chronique de la substance grise, occupant une étendue tant soit peu considérable, à la paralysie générale, il n'y a qu'un pas, si du moins notre opinion sur le siége et la nature de la maladie est fondée en raison. Mais voyons les faits :

M. le professeur Charcot a cité un cas de sclérose des cordons latéraux, occupant toute la hauteur de la moelle, chez une femme hystérique, atteinte depuis une dizaine d'années de contracture des quatre membres. A diverses reprises cette femme avait vu la contracture céder temporairement; mais après un dernier accès, celle-ci était devenue définitive. On voit là une névropathie amener une lésion de nature inflammatoire. M. Charcot croit pouvoir avancer que beaucoup de contractures hystériques permanentes tiennent à des lésions scléreuses des cordons latéraux; or ces lésions scléreuses résultent ou bien de troubles névropathiques, ou bien d'altérations bien fugaces, bien minimes, puisqu'on ne les a pu constater, et que les symptômes qui leur correspondent peuvent disparaître tout à coup sans transition.

En attendant que ces lésions primitives puissent être observées, nous sommes en droit de considérer les scléroses chez les hystériques comme des altérations consécutives à des névropathies.

Pourquoi une névropathie, qui produit des troubles de nutrition dans la moelle, n'en produirait-elle pas dans le cerveau?

Nous allons citer une observation de folie simple dont on a pu suivre la transformation en paralysie générale.

J... (Louise), 32 ans, musicienne, née à Lyon, entrée le 12 décembre 1867, morte le 29 octobre 1868.

Les parents de la malade n'avaient aucune affection mentale ou nerveuse; mais sa mère était très-colère : c'est à la suite d'une vive altercation avec sa mère que notre malade a quitté le domicile de ses parents pour venir à Paris, où elle a été organiste dans une église.

Ses frères et ses sœurs n'ont rien d'anormal du côté du cerveau.

Etant jeune fille, la malade en question eut plusieurs attaques de nerfs; à 24 ans, elle dut rester huit mois à l'hôpital pour une fièvre typhoïde suivie d'érysipèle. Elle s'est mariée à 26 ans. Son mari lui a toujours connu un caractère difficile, fantasque; elle eut plusieurs attaques de nerfs dont les principaux phénomènes étaient les suivants : cri, chute à terre, raideur générale, convulsions cloniques, grimaces de la figure, convulsions des yeux. Pas de morsures de la langue, pas d'écume de la bouche; pleurs et rires après la plupart des attaques.

Ces attaques survenaient en moyenne deux fois par semaine : elle avait en outre des accès de pleurs et de rires non motivés, accompagnés d'étouffement.

Vers l'âge de 29 ans elle eut des colères violentes. Elle allait jusqu'à frapper son mari avec son couteau, à lui arracher des mains ses instruments de travail : de là des pleurs, des scènes d'intérieur. A la suite de ces accès de colère survenaient souvent des paralysies temporaires du côté droit du corps, avec flexion aussi temporaire de l'index et du médius. Elle passait les soirées à accabler son mari d'injures, lui reprochant la médiocrité de sa condition, lui disant qu'elle aurait pu trouver un plus beau parti, etc. Elle faisait cependant assez bien son ménage; mais le mari, lassé, finit par la placer à la Salpêtrière le 12 décembre 1867.

Là on a pu assister au déclin progressif des facultés intellectuelles, à l'invasion des idées ambitieuses, du trouble de la parole.

4 juin 1868. Voici le langage de la malade : « J'ai des *beaux beaux* beautés, *de belles capelines, des beautés;* nous sommes très-riches, et moi je fais de tout; je gagnerai toujours 100 fr.; etc., etc.

La physionomie exprime l'hébétude; la malade ne répond pas aux questions qu'on lui fait. Elle reste assise toute la journée; au début de son séjour, elle était toujours à marcher.

6 août 1868. Elle eut, pendant la nuit du 5 au 6, des convulsions sous forme d'attaques, qui se sont répétées 4 fois. Le lendemain elle est abattue : il y a une paralysie incomplète du bras droit et de la jambe gauche; la tête est inclinée à gauche; de ce côté, les muscles du cou sont raides.

Les pupilles sont moyennes et égales; les paupières sont presque fermées. Le pouls est régulier, à 80 p.

On institue en août un traitement par le nitrate d'argent.

En octobre on constate un affaiblissement graduel des forces, et la mort arrive le 28.

A l'autopsie, on trouve une moelle qui paraît normale; les méninges spinales ne présentent non plus rien de pathologique. Il faut noter cependant que les cordons postérieurs paraissent avoir une consistance au-dessous de la normale dans les régions cervicales et dorsales.

La partie inférieure de la dure-mère crânienne est doublée dans toute sa longueur et des deux côtés d'une néomembrane épaisse, composée de feuillets, dans lesquels on trouve du sang et des vaisseaux abondants.

C'est surtout à droite et sur le lobe occipito-pariétal que le kyste arachnoïdien est développé et exerce une compression sur le cerveau. A ce niveau les circonvolutions présentent une teinte ecchymotique jaunâtre.

Les méninges des circonvolutions sont épaissies surtout en avant. Elles ont une teinte blanchâtre. Dans leur épaisseur existe une grande quantité de petits vaisseaux dilatés, œdémateux, près de la ligne médiane, contournés sur eux-mêmes en certains points.

Les méninges qui recouvrent les circonvolutions occipitales et pariétales se laissent enlever sans entraîner avec elles de substance grise; mais des adhérences de plus en plus prononcées existent à mesure qu'on approche des parties antérieures.

Le lobule de l'insula gauche paraît bien conformé. Au niveau de la troisième circonvolution frontale gauche, on parvient facilement à détacher la substance grise de la blanche, qui est très-vascularisée et ferme.

La substance grise est pâle et traversée par de nombreux vaisseaux rouges; la substance blanche est résistante, très-vascularisée.

Sur les parois des ventricules latéraux, il existe un sablé fin.

Les couches optiques et les corps striés ne présentent rien à noter.

Les nerfs olfactifs sont ramollis, en bouillie.

Les nerfs émanant du bulbe sont entourés de méninges très-vasculaires.

Les méninges recouvrant la protubérance sont gorgées de sang. Dans le 4e ventricule on rencontre les mêmes granulations fines que dans les ventricules latéraux.

Les corps olivaires sont extrêmement durs.

La protubérance est ferme; la partie de la protubérance qui est la plus voisine des pyramides antérieures présente à gauche une teinte anormale. Les centres olfactifs des deux lobes sphénoïdaux sont extrêmement vascularisés.

Au microscope, on trouve dans une partie de la substance grise adhérente aux méninges plusieurs vaisseaux remplis de globules sanguins décolorés, granuleux dans leur intérieur, à contours irréguliers.

Les parois de ces vaisseaux sont épaissies par du tissu conjonctif. Dans tout le reste de la préparation on aperçoit des globules ainsi altérés disséminés.

On voit en outre des amas de granulations rougeâtres et d'autres graisseuses.

Les cellules grises sont déformées, pleines de granulations graisseuses; elles n'ont pas de communication avec les tubes nerveux.

Dans la substance blanche on constate un grand nombre de cristaux, de carbonate de chaux.

Le long des vaisseaux et dans la paroi, des amas cristallisés d'hématine; les bords de plusieurs vaisseaux sont festonnés, irréguliers; dans les gaînes de plusieurs vaisseaux on rencontre des épanchements comme apoplectiques d'hématosine.

Cette observation nous paraît montrer assez nettement la transformation d'une folie simple en paralysie générale. La transition entre les deux maladies est marquée par l'apparition de ces colères violentes qui peuvent certainement appartenir à l'hystérie, mais qui appartiennent bien souvent au debut de la paralysie générale, suivant la judicieuse remarque de M. Baillarger.

Voici un autre cas où la paralysie générale reconnaît une origine névropathique. Peut-être la première période de la maladie avait-elle été une folie simple; on l'avait considérée comme une manie puerpérale; mais après une rémission de huit mois les symptômes congestifs apparurent très-nettement, et un an et demi après l'apparition de ces symptômes congestifs, la malade entrait à la Salpêtrière affectée d'une paralysie générale que l'observation ultérieure et l'autopsie ont confirmée.

Mme P..., âgée de 41 ans, est né d'un père aliéné qui s'est brûlé la cervelle; elle a eu une tante morte aliénée à la Salpêtrière.

Mme P... s'était mariée à 32 ans, avait un enfant bien portant; elle menait une vie très-active et très-régulière. Elle eut un second enfant qu'elle ne put nourrir faute de lait; et seize jours après cet accouchement elle présenta les symptômes d'une manie puerpérale : elle se livrait à des actes extravagants, répondait avec violence aux observations que sa mère et son mari lui faisaient; on dut la faire soigner à la Salpêtrière : au bout de deux mois elle était guérie; elle reprit ses occupations et eut une période de huit mois de calme, mais après ces huit mois elle retomba malade : sa folie était caractérisée par des colères très-violentes; la malade jetait des objets de ménage à la tête de son mari, battait son enfant, cassait, déchirait tout. Dans ses moments de calme, elle disait à son mari de la placer à la Salpêtrière. Cet état dura dix-huit mois; on la plaça à la Salpêtrière en septembre 1867.

C'était une femme maigre, à tête bien conformée, à oreilles normales, dont le visage exprimait la béatitude; elle n'avait pas de déviation des traits ni de tremblements de la langue, mais quelques tremblements des lèvres; elle avait les pupilles dilatées mais égales.

La malade était très-enchantée d'être à la Salpêtrière; elle dit aux médecins qui l'examinent « qu'elle les aime bien, qu'elle est riche, puisqu'elle est avec eux. » Le sens de l'odorat est affaibli, la vue est normale.

Rien du côté du cœur et des poumons; la tension artérielle est assez considérable.

Six mois après l'état de la malade n'était pas encore excessivement grave; elle travaillait, était propre; mais on pouvait remarquer un peu de tremblement des lèvres et de la langue; un rire assez niais, des propos décousus, enfantins; l'écriture était tremblée. Cinq mois plus tard, la malade titubait en marchant, avait de l'embarras de la parole. Tout à coup, un mois après, le 10 décembre 1868, elle eut une grande agitation avec face vultueuse, pupilles inégales, à peine contractiles.

Son pouls était à 80 pulsations, régulier. — Temp. axillaire, 36°8.

La nuit suivante, agitation extrême; on lui donne de la digitale.

12 novembre. L'agitation persiste. — T. 38°. Pouls 104.

Le 16. On est obligé de la sonder; langue sèche, prostration considérable, contracture fibrillaire des muscles de la face; les pupilles n'ont pas varié. — P. 112.

Sensibilité cutanée manifestement augmentée; une douleur vive est provoquée par la pression même légère d'une masse musculaire; aux bras, aux cuisses, aux mollets, par la pression de plusieurs apophyses épineuses, en particulier celles du cou, des dernières dorsales et des premières lombaires; le froid appliqué sur ces régions produit des douleurs vives; le chaud n'amène pas le même résultat : taches méningitiques sur le dos, par la pression du doigt. — Calomel 0,30.

Le 17. La malade reconnaît M. Voisin; la face est livide, les yeux hagards; on ne peut toucher le dos et le cou sans provoquer de contractions de tous les muscles; quand on soulève l'occiput il survient de telles contractions des muscles postérieurs, qu'on peut soulever le tronc entier comme une barre rigide.

Secousses fibrillaires des muscles de la face; quelques fortes secousses brusques dans tout le corps; nécessité de la sonder. — On applique un vésicatoire à la nuque et on continue le calomel.

Elle a de la constipation. — P. 97. T. 39.

Elle succombe la nuit du 17 novembre 1868.

Autopsie. — Les artères de la base ne sont pas athéromateuses; les méninges sont partout extrêmement vasculaires, et surtout dans l'hémisphère droit; elles présentent des plaques opalines surtout au niveau des sillons. Cet hémisphère présente à son bord externe et à sa partie antérieure une teinte rouge-sang prononcée.

On détache difficilement les méninges de cet hémisphère droit; on enlève avec les méninges de la substance grise par places et aussi bien en avant que dans le milieu, et en arrière; les nerfs crâniens sont intacts.

Le bulbe ne présente rien d'anormal à sa surface.

Le corps rhomboïdal gauche présente une anomalie consistant en l'absence de ses sinuosités à la partie supérieure.

Le poids de l'encéphale est 1,100 gr.

Dans le corps rhomboïdal gauche il existe des dilatations vasculaires.

Le noyau olfactif du lobe gauche est jaunâtre à sa partie antéro-externe.

Le ventricule latéral droit renfermait une grande quantité de sérosité sanguinolente.

La consistance du cerveau est peu diminuée; substance grise décolorée.

Corps calleux non ramollis, corps striés un peu vascularisés, couches optiques non ramollies.

Sur l'autre hémisphère on sépare facilement par le grattage la substance grise de la substance blanche; celle-ci paraît un peu ferme, ne présente pas de plaques jaunes.

Moelle. — L'état des méninges est différent à la partie antérieure et à la partie postérieure : — la partie antérieure offre seulement une légère vascularisation; la partie postérieure au contraire présente une vascularisation considérable, de nombreuses plaques fibro-cartilagineuses appendues à l'arachnoïde : ces plaques ont ceci de particulier, que leur face regardant vers la dure-mère est lisse, tandis que l'autre face est rugueuse. Leur centre est jaune-brique, le reste est blanc. L'arachnoïde en outre est épaisse, blanche, opaque dans les régions cervico-dorsales et lombaires.

La moelle, coupée par petites tranches, ne présente pas de ramollissement ni d'apparence pathologique autre qu'un peu d'hyperémie.

Les ganglions supérieurs et moyens du sympathique présentent au microscope 8 à 10 cellules fortement pigmentées, et une grande quantité de noyaux conjonctifs, (ils présentent environ 3 fois moins de cellules pigmentées qu'aux ganglions du sympathique d'une autre femme âgée).

Dans l'arachnoïde il y a une grande quantité de corps fibro-cartilagineux à la partie postérieure.

Rien au cœur et aux poumons.

C'est dans cette catégorie qu'on pourrait faire rentrer un cas de paralysie générale ayant succédé à une angine diptheritique. L'observation rapportée par M. Foville à la Société médico-psychologique a été prise avec tout le soin désirable par le frère du malade, qui était médecin-aliéniste. Elle montra une transition insensible entre les accidents diptheritiques et la paralysie générale, mais dans ce cas la démence était le symptôme prédominant. Existe-t-il une relation de cause à effet entre la diphthérie et la démence paralytique? M. Lasègue l'a nié; MM. Foville, Baillarger, Voisin l'ont admis.

Parmi les congestions encéphaliques temporaires dues à l'action réflexe, nous devons placer celles qui reconnaissent pour cause les excès du coït. Pendant l'acte du coït la face est congestionnée, l'encéphale l'est aussi; il est donc infiniment probable que des congestions ainsi répétées entrent en ligne de compte dans l'étiologie et la paralysie générale; mais nous trouvons qu'on a fait jouer un trop grand rôle aux abus du coït dans l'histoire de la folie paralytique.

C'est Lallemand qui dans son traité des pertes seminales a commencé la croisade contre les abus du coït. Imbu de ces idées, M. Cavallier, professeur à Montpellier, médecin de l'asile des aliénés, nous disait en 1871 que la paralysie générale reconnaissait pour cause exclusive les abus de coït, qu'aussi elle était bien plus fréquente chez les hommes que chez les femmes ; qu'on ne la rencontrait que chez les femmes qui avaient fait des abus prolongés, etc., etc., etc.

Cette opinion nous paraît exagérée, car depuis nous avons eu maintes occasions de voir atteintes de paralysie générale des femmes à vie regulière, des femmes mariées.

Les abus de coït, d'ailleurs, vont rarement seuls. Ils s'accompagnent le plus souvent d'abus alcooliques, d'excitations de toutes sortes. La question est donc complexe. Il est vrai qu'on observe que les paralytiques généraux, avant d'être nettement malades, sont fort enclins à des abus de coït, mais cette propension n'est-elle pas plutôt l'effet de la maladie existant déjà en germe que la cause de la maladie ? Question difficile à résoudre, car la paralysie générale reconnaît souvent une période prodromique bien longue. D'ailleurs, cette considération a peu d'importance au point de vue qui nous occupe, car ces abus de coït, fussent-ils l'effet de la maladie, n'en réagissent pas moins sur l'encéphale et deviennent ainsi cause à leur tour.

PARALYSIE GÉNÉRALE DUE A DES LÉSIONS ARTÉRIELLES.

Nous allons maintenant étudier brièvement les lésions des artères qui sont de nature à permettre une hyperémie cérébrale. C'est M. Voisin qui a le premier attiré l'attention sur les folies dues à l'athérome des artères.

Il existe des paralysies générales qui ne reconnaissent pas d'autres causes que ces lésions artérielles.

Mais nous devons dire que, dans ces cas, la maladie n'affecte pas tout à fait la forme ordinaire.

Ainsi nous citons plus loin une observation où la maladie n'a pas eu ses allures habituelles. La paralysie a été de bonne heure très-accentuée, les idées de satisfaction ont presque fait défaut. Enfin à l'autopsie on n'a pu constater nulle part d'adhérence entre les méninges et les tissus sous-jacents.

On avait cependant bien affaire à une paralysie générale; plusieurs médecins qui avaient eu le temps d'étudier le malade avaient porté ce diagnostic; ensuite, la marche de la maladie est bien celle d'une paralysie générale.

Or dans ce cas, on avait pu constater dès l'entrée de la malade une lésion des artères et du cœur. Il est infiniment probable qu'il y avait un rapport de cause à effet entre cette lésion et la maladie. Voici d'ailleurs l'observation :

Mme L..., ouvrière, âgée de 53 ans, entre, le 5 octobre 1867, à la Salpêtrière, dans le service de M. Voisin, atteinte de paralysie générale. Elle n'a aucun antécédent héréditaire, a eu 7 enfants, dont 6 sont morts l'un de maladie de poitrine, 4 autres de convulsions.

La malade avait, dans sa jeunesse, un caractère très-gai, elle n'a eu que de légères maladies : amygdalites fréquentes, blennorrhagie communiquée par le mari. Elle fit avec ce dernier un fort mauvais ménage; étant obligée de subvenir par son travail à son entretien personnel et à celui de son enfant, à un moment donné le mari remarqua chez sa femme une grande négligence dans la façon d'apprêter les repas, un manque de suite dans la conversation, une parole tremblée; un jour elle disparut de son domicile; on la trouva dans la nuit blessée à la face, et on la plaça à Sainte-

Anne, en juillet 1867. On l'envoya de là à la Salpêtrière en octobre 1867.

C'est une femme grande et forte, presque chauve (elle a un impétigo du cuir chevelu). Les oreilles ont une étendue anormale dans le sens antéro-postérieur, leurs plis sont réguliers; la tête est petite. Les pupilles sont égales, le diamètre moyen, peu contractiles; les membres sont bien conformés; pas de tremblements, marche normale. La sensibilité est conservée sous toutes les formes (sensibilité à la douleur, à la température, sens musculaire, sensibilité tactile).

A la base du cœur, bruit râpeux couvrant le premier temps et le petit silence, se propageant suivant la crosse de l'aorte et perceptible encore au niveau des carotides; le rhythme du cœur est normal, le pouls est légèrement dicrote, son tracé pris au sphygmographe porte un plateau peu accentué à chaque pulsation. La parole est tremblée; incohérence dans les idées, diminution dans la mémoire des mots et surtout des noms propres. La malade ne peut pas rendre compte de ses antécédents.

Elle a un air de parfaite santé, mange et rit. Elle dit avoir perdu un enfant de 14 ans, qui était placé au Mont-de-Piété, et pleure à ce triste souvenir; elle dit qu'elle a senti remuer dans son ventre, et il n'y a pas de signes de grossesse. Ses règles ont cessé depuis dix mois : on la traite par la digitale et par un séton à la nuque.

Le 2 novembre 1867, elle est affaissée et ne dit rien, cet état va en *s'aggravant;* le 7 elle ne peut plus se tenir sur ses jambes; le 8, elle se laisse tomber en avant et se fend la lèvre supérieure; peu à peu l'affaissement diminue; le 25, la malade présente même de l'excitation, elle parle beaucoup, cherche à se déshabiller, on lui doit mettre la camisole. Le pouls est à 104 pulsations par minute, développé, peu résistant; on porte la dose d'alcoolature de digitale à 8 gr. Cet état d'exaltation est très-passager. Le 3 décembre, la malade était de nouveau tranquille, somnolente; assise toute la journée. La parole est de plus en plus tremblée, ses facultés intellectuelles diminuent de plus en plus. Le pouls devient par moment intermittent; on continue la digitale (9 gr. alcoolature), malgré la dose progressive du médicament (9 gr. puis 10 gr.), le pouls prend de la fréquence 96, puis 112 pulsations le 6 janvier 1868. Le 9, elle est très-agitée; pendant la journée, étant assise sur son fauteuil elle a glissé à terre, sans connaissance. Portée dans son lit, elle a fait *quelques* mouvements respiratoires de plus en plus éloignés, les pupilles étaient très-dilatées; elle avait une insensibilité absolue; malgré les soins les plus empressés, l'application du marteau de Mayor, etc., elle mourut au bout de quelques instants.

Autopsie. Elle ne s'était pas sensiblement amaigrie, elle avait sur les membres inférieurs des taches violacées.

On constate à l'autopsie que les méninges présentent les altérations suivantes : *Disons d'abord qu'on ne constate nulle part d'adhérence entre les méninges et les tissus sous-jacents :* l'arachnoïde spinale est louche en plusieurs endroits. Grande quantité de sérosité sous-arachnoïdienne; accolées à la face viscérale de l'arachnoïde, on voit 6 plaques blanches rayonnées, dont les 3 plus grosses ont le diamètre d'une lentille; elles ont la consistance du cartilage; au niveau de ces plaques l'arachnoïde est épaissie et d'un rouge intense. On trouve aussi accolés à l'arachnoïde deux amas de granulations qu'on reconnaît être des corpuscules amyloïdes par la teinte qu'ils prennent en présence de l'iode. Les méninges qui recouvrent l'atmosphère gauche sont aussi épaissies en plusieurs points; et infiltrées de sérosité demi-transparente en avant et à la partie moyenne; les méninges de l'hémisphère droit sont épaissies seulement en deux points et peu vasculaires.

La surface du cerveau est lisse, non tomenteuse, non vascularisée anormalement. Des coupes intéressant les circonvolutions supérieures montrent 1° une couche grise, épaisse de 0m,0005, traversée par un grand nombre de vaisseaux rouges et épais; 2° au-dessous une zone jaunâtre très-mince, de 0,0002; 3° Une zone, dont la couleur établit la transition avec la substance blanche (épaisse de 0,0012). D'autres tranches de cerveau laissent voir une zone grise de 0,001 d'épaisseur au-dessous de laquelle se trouve une seconde zone jaunâtre de 0,002 : aux points où la substance grise est ainsi épaissie, le microscope permet de constater à un grossissement de 290 diamètres :

1° Un vaisseau dont un des côtés présente une dilatation;

2° Des myélocytes à l'état normal;

3° Des tubes nerveux variqueux;

4° Des cristaux d'hématine, des amas d'hématosine et des granulations graisseuses.

La substance blanche est le siége d'un piqueté très-abondant, on y rencontre des vaisseaux très-développés et gorgés de sang.

Peu de sérosité dans les ventricules latéraux. Les vaisseaux des plexus choroïdes et des corps striés sont violacés, gorgés de sang;

les plexus choroïdes sont le siége de kystes renfermant des échinocoques et des cristaux de cholestérine.

On ne remarque dans les corps striés et dans les couches optiques qu'une forte congestion, de même dans les noyaux olfactifs des lobes sphénoïdaux; les artères de la base du cerveau ne paraissent pas être calcaires. La gauche présente une petite plaque calcaire; la face postérieure du quatrième ventricule a une teinte grisâtre et présente des houppes vasculaires.

Moelle. La consistance de la moelle dans la partie centrale est diminuée notablement; elle est aussi vascularisée d'une façon excessive. Les vaisseaux sont là plus nombreux et plus gros qu'à l'état normal; quelques-uns présentent sur leurs parois une notable dégénérescence granulo-graisseuse.

Le cœur est gros, large à sa base de 11 centimètres, haut de 12. Le cœur gauche a des parois très-épaisses, il est rempli de caillots rouges.

L'aorte contient des caillots blancs de récente formation; ce vaisseau crie sous le scalpel, il est encroûté de plaques calcaires et rugueuses à sa face interne.

Les reins n'ont rien d'anormal; le foie présente à sa surface des taches jaunâtres, la vésicule biliaire contient trois gros calculs.

Quelles sont les influences capables d'amener les lésions athéromateuses des artères, les lésions des capillaires de l'encéphale, les anévrysmes miliaires que M. Liouville a étudiés dans sa thèse inaugurale et qu'on rencontre parfois dans la paralysie générale?

C'est ici le moment d'étudier l'influence de l'alcool et du plomb, de la goutte et du rhumatisme. Commençons par les rapports de l'alcoolisme chronique et de la paralysie générale. Beaucoup de médecins distingués prétendent que les troubles cérébraux de l'alcoolisme chronique sont les mêmes que ceux de la paralysie générale et croient à une paralysie générale alcoolique.

D'autres s'efforcent d'établir une distinction tranchée entre ces deux états.

Les premiers fondent leur opinion sur l'existence de

symptômes communs entre ces deux maladies, de quelques lésions communes, sur l'observation quotidienne d'alcooliques venant faire dans les asyles d'aliénés, deux, trois, quatre séjours temporaires, mais de plus en plus prolongés, finissant enfin par y entrer définitivement et par y mourir paralytiques généraux; la thèse de M. Gambus (août 1873) contient plusieurs observations très-nettes de cas semblables.

Les auteurs qui prétendent établir une ligne de démarcation entre la paralysie générale et l'alcoolisme chronique sont en nombre plus considérable. L'intoxication alcoolique confirmée, disent-ils, n'a qu'un petit nombre de points de contact avec la paralysie générale, à ses dernières périodes; leur marche a plus de dissemblances que d'analogies; et même au début, une observation fine peut permettre de distinguer des différences.

M. Lasègue a tracé à grands traits un parallèle entre les symptômes des deux affections; pour garder à ce tableau toute sa fidélité, il nous faudrait le retracer en entier; mais nous n'en pouvons ici signaler que quelques points : « Tandis que dans la paralysie générale, l'hésitation de la parole, le tremblement de la langue, sont les indices du début, chez l'alcoolique, l'hésitation de la parole est très-rarement le précurseur des autres troubles nerveux; l'affaiblissement musculaire, qui est ordinaire chez les alcooliques, est pour ainsi dire apparent chez les paralytiques, qui, quand ils peuvent la régler, conservent toute l'énergie contractile de leurs muscles. »

Les troubles de la sensibilité, anesthésies, hyperesthésies, sont plus accentués chez les alcooliques.

Les accidents généraux, tels que étourdissements, vertiges, existent des deux côtés au début; mais peut-être pourrait-on dire, avec raison, qu'à la suite de l'ivrognerie, l'état vertigineux se rapproche plus de la syncope, tandis qu'au commencement de la paralysie générale, il paraît sous la dépendance de congestions cérébrales plus ou moins intenses ; l'étourdissement du buveur serait modifié d'une manière désavantageuse par des émissions sanguines, tandis qu'il en est autrement des vertiges paralytiques.

Les rêves, les hallucinations de la vue paraissent être plus fréquents chez les alcooliques.

«Le trouble de l'intelligence, provoqué par l'abus des spiritueux, consiste dans un affaiblissement beaucoup mieux caractérisé par l'expression populaire d'abrutissement que par toutes les dénominations scientifiques : le malade, tout en étant préservé d'un véritable délire, reste obtus sans devenir indifférent. Il a conscience de son infériorité, il se rend à peu près compte des choses qui l'entourent, il conserve des antipathies et des désirs. Si l'intelligence est émoussée, la sensibilité est modifiée moins profondément : le malade se plaint de ses souffrances ; s'il en abrége le récit, c'est uniquement par paresse, et il suffit de le replacer sur le terrain pour qu'il rende compte des moindres sensations. »

Il y a loin de là au délire du paralytique, chez lequel la raison est au début plus désordonnée qu'impuissante, chez lesquels plus tard l'indifférence absolue et le contentement, sont deux signes si fréquents. A mesure qu'on pénètre dans les délicatesses de ce sujet et qu'on en approfondit davantage les détails, les obscurités s'accroissent, surtout s'il vient s'ajouter à la démence alcoolique quelques idées ambitieuses, comme cela arrive parfois. Cependant, nous croyons qu'on peut dire qu'il y a un ensemble symptomatique permettant, en général, de distinguer la folie paralytique de l'alcoolisme chronique.

On tire aussi des preuves assez concluantes de la différence des lésions; dans l'alcoolisme chronique, on n'observe en général pas d'adhérences entre le cerveau et les méninges; le cerveau est durci, il peut rester exposé à l'air un certain temps sans se putréfier. Nous avons eu occasion d'en étudier un semblable à l'hôpital du Val-de-Grâce :

L'épaississement des méninges est moins accentué que dans la paralysie générale; en outre, la remarque suivante nous a été communiquée par M. A. Voisin : Dans la paralysie générale, l'épaississement des méninges, la pachyméningite précèdent les hémorrhagies méningées; ce n'est que quand il y a un travail néomembraneux que l'hémorrhagie se produit. Dans l'alcoolisme chronique, au contraire, c'est surtout autour des hémorrhagies préalables, émanées de vaisseaux altérés, que les meninges s'épaississent. La pachyméningite est consécutive aux hémorrhagies.

Ne pourrait-on pas expliquer par ce fait même, pourquoi les hémorrhagies meningées sont plus souvent mortelles chez les alcooliques que chez les paralytiques généraux? Chez les uns, le sang ne trouvant aucun obstacle, s'épancherait en grande abondance; chez les autres, l'épanchement se faisant dans l'intérieur des méninges épaissies, ne pourrait pas acquérir les proportions qu'on rencontre dans l'alcoolisme? Il est de fait que nous n'avons pas encore vu l'hémorrhagie méningée tuer subitement des paralytiques généraux, tandis que nous avons eu déjà trois fois l'occasion de voir des alcooliques chroniques périr subitement par suite d'hémorrhagie méningée.

C'est d'ailleurs de cette façon que périssent les individus en état d'ivresse; ils ont, dit M. Tardieu, de vastes épanchements sanguins dans l'arachnoïde ou dans les ventricules.

Nous sommes donc porté à admettre une différence assez tranchée entre l'alcoolisme chronique et la paralysie générale. Mais nous ne pouvons pas nous défendre de croire que les excès d'alcool soient une cause prédisposante, en agissant sur le cerveau de deux façons : 1° en produisant des poussées congestives répétées; 2° en altérant les vaisseaux du cerveau. C'est à ce dernier titre que nous les avons étudiés dans ce chapitre.

Disons un mot de la paralysie générale saturnine; elle est fort contestée. M. Desvouges a fait sur elle une étude, qu'on peut trouver dans les *Annales médico-psychologiques* de 1856, nous n'en avons observé aucun cas; mais nous la croyons possible, car le plomb agit sur les vaisseaux à peu près de la même façon que l'alcool; c'est ce qui ressort de la thèse de M. Liouville, que nous avons déjà citée.

Il serait vraiment trop hardi de faire rentrer dans cette catégorie les paralysies générales d'origine syphilitique, bien qu'on ait dit que la syphilis, le mercure, le plomb et l'alcool avaient à peu près la même action sur les vaisseaux. Nous sommes d'autant plus autorisé à une sage réserve, que la paralysie générale syphilitique est niée par certains auteurs, par M. Lanceraux lui-même, qui a si bien étudié les lésions syphilitiques de l'encéphale. Voici ce que pense cet auteur : « Certaines lésions syphilitiques de l'encéphale peuvent produire un ensemble symptomatique ayant de grandes ressemblances avec les états morbides connus sous le nom de paralysie générale et de démence paralytique. Mais il importe de ne pas oublier que la marche et l'évolution de ces manifestations sont tout à fait particulières et différentes de ce qu'on observe lorsque la syphilis n'est pas en cause. »

Par contre, M. Rollet, qui n'a pas moins d'autorité, écrit la phrase suivante : « La paralysie générale syphilitique, de quelque manière qu'elle s'effectue, est aujourd'hui un fait acquis. Il en existe une dizaine d'observations recueillies par des praticiens très-exercés, Richet, Follin, Melchior, Robert, etc. »

On sait que la goutte produit des altérations vasculaires ; nous ne connaissons cependant aucun cas de paralysie générale d'origine goutteuse.

M. Contesse, dans sa thèse, a cité une douzaine de cas de paralysie générale, reconnaissant très-probablement pour cause la diathèse rhumatismale.

DE LA FOLIE CONGESTIVE DANS SES RAPPORTS AVEC LA PARALYSIE GÉNÉRALE.

La folie congestive se transforme souvent en paralysie générale. Ces deux maladies ont, en effet, entre elles des ressemblances nombreuses : elles sont dues aux mêmes causes, elles ont des symptômes communs ; c'est à tel point qu'on est en droit de se demander s'il y a lieu de faire une classe de folies distincte sous le nom de folie congestive, ou bien s'il faut considérer ces folies dites congestives comme une première période de la paralysie générale? M. Baillarger a successivement soutenu ces deux opinions. En 1866, il disait : « Les folies congestives ne sont pas la première période de la paralysie générale, mais elles sont encore moins des folies simples. »

En 1869, il écrivait dans l'appendice au Traité de Griesinger, chap. III : « En résumé, bien que les auteurs n'aient pas divisé la paralysie générale en deux périodes, une période congestive et une période de désorganisation, cette division est conforme aux faits, et c'est le seul point que nous nous proposions d'établir. »

Nous avouons que la distinction entre la folie congestive et la paralysie générale est souvent difficile, sinon impossible; mais dans d'autres cas cette distinction nous semble possible.

Les cas où elle est très-difficile, Baillarger les a scrupuleusement étudiés; ce sont :

1er. — Les folies paralytiques terminées par démence simple;

2e. — Les paralysies générales suivies de guérison;

3e. — Les paralysies générales suivies de mort avant que les symptômes aient été suffisamment caractérisés;

4e. — Les folies alcooliques avec prédominance du délire des grandeurs et quelques légers signes de paralysie;

5e. — Les folies à double forme dont la période maniaque offre les symptômes de la première période de la démence paralytique;

6e. — Enfin, les folies ambitieuses qui présentent une ou plusieurs années sans aucun signe de paralysie.

Une chose qui complique encore le diagnostic, c'est la durée variable de la première période de la paralysie générale. Si l'on admet, avec Bayle, que la première période de la paralysie générale peut durer trois ans, six ans, ces cas douteux pourront être considérés comme des cas de paralysie générale, dont la première période a duré très-longtemps ; si, au contraire, on admet avec Calmeil, que la première période de la paralysie générale ne peut pas avoir une durée aussi exagérée, on est forcé de conclure que les cas douteux étaient des cas de folie congestive, suivis de paralysie générale.

Nous sommes porté à admettre cette opinion de Calmeil, d'autant plus qu'une observation attentive parvient à distinguer assez nettement les cas de folie congestive de ceux de paralysie générale, même à la première période. Il nous est impossible de prouver ici notre assertion, il nous faudrait aborder des finesses de diagnostic différentiel; nous renvoyons à une leçon faite à la Salpêtrière par M. Voisin, en 1869 :

Etant donnée la parenté qui existe entre la folie congestive et la paralysie générale, parenté si étroite qu'on a voulu, et que quelques personnes veulent encore confondre les deux états, il n'est pas étonnant de voir le premier des deux amener le second.

Parmi plusieurs observations, nous allons en choisir une intéressante d'ailleurs à d'autres titres : dans ce cas, on a par le fait du suicide de la malade, surpris l'évolution du processus exsudatif amenant l'épaississement des méninges.

Mme C..., née à Bruxelles, est âgée de 48 ans; elle entre le 20 avril 1872 à la Salpêtrière, dans le service de M. Voisin.

Voici les différents diagnostics portés lors de son entrée à la Salpêtrière par les médecins de la salle Sainte-Anne, de la préfecture de police, etc., et par le certificat immédiat.

1. Délire de persécution avec surdité et hallucinations de l'ouïe. Actes de violence. (Dr Legrand du Saulle.)

2. Délire de persécution avec illusions et hallucinations; dureté de l'ouïe; tentative de meurtre. (Certificat de l'asile Sainte-Anne.)

3. Délire de persécution avec illusions et hallucinations de la vue et de l'ouïe. Surdité ancienne mais incomplète. Accès de fureur et de violence, qu'elle cherche ensuite à légitimer.

4. Actes de violence provoqués par des hallucinations. Très-calme dans l'intervalle des accès.

5. Folie lypémaniaque avec stupeur en rapport avec des hallucinations de l'ouïe. Violence.

Cette femme était marchande ambulante, elle n'a jamais été mariée; *elle est vierge;* elle a des traits réguliers. A la première entrevue qu'elle eut avec M. Voisin (21 avril 1872), avant même qu'une parole eût été prononcée, on vit les muscles de son visage se contracter et trembler, puis la malade pleura à chaudes larmes; quelques jours après elle donna les renseignement suivants, d'une façon très-nette et très-précise : Elle n'a jamais eu de maladies graves; sa mère est morte sans être connue par la malade; son père est bien portant; elle raconte qu'en 1854 elle a été condamnée à cinq ans de prison, qu'elle a été placée à Saint-Lazare à la suite d'une tentative d'assassinat dirigée contre le curé de Montmartre, le 6 août de l'année précédente. Cette tentative d'assassinat avait pour cause des idées délirantes : la malade croyait que le curé de Montmartre lui en voulait, parlait contre elle en chaire, etc. Dans les lettres qu'elle a écrites à ce sujet, elle parle des mille et un scandales de l'Eglise catholique, etc., etc.

De Saint-Lazare cette femme fut conduite à Sainte-Anne. Elle y resta sans subir de traitement : « Tout traitement est inutile, dit-elle, puisque je ne suis pas malade. » Elle demande avec aigreur pourquoi on la questionne sur des faits qui se sont passés il y a déjà neuf mois; elle n'admet pas qu'elle ait la moindre maladie mentale : « On veut me faire passer pour malade, dit-elle, parce que ce n'est pas seulement le clergé qui y est intéressé, mais encore la magistrature, gravement compromise quand on saura ce que j'ai eu à endurer. »

Cette femme est arrivée depuis 1870 à la ménopause; ses fonctions digestives sont parfaites; sa force est considérable; elle a une diminution notable dans l'acuité de l'ouïe qui date de très-loin, déjà en 1867 elle avait des tintements d'oreille; l'odorat est conservé.

Après avoir bien étudié la malade et employé quelques dérivatifs (cautères mastoïdiens, sinapismes, bains de pieds sinapisés tous les jours, etc.), on constitue le traitement par les injections sous-cutanées de morphine, d'après la pratique habituelle de M. Voisin; la malade les refuse d'abord, disant qu'il fallait préalablement en référer à l'ambassade belge.

Du 14 mai au 14 juillet, on porte la morphine à des doses croissantes, sans avoir d'effets physiologiques marqués; parfois un peu de somnolence, deux fois des vomissements; le 25 juillet la morphine avait pour effet de congestionner la face, de faire vomir et saliver la malade, de lui donner de la somnolence, de la diarrhée.

La malade se trouvait, le 27 juillet et les jours suivants, dans un état de calme très-satisfaisant. Elle était douce et polie, ne résistait plus lorsqu'il s'agissait de la piquer pour lui faire l'injection de morphine, et disait: « Il faut prendre patience et courage, un temps meilleur viendra; » la morphine produisait alors des effets physiologiques: diarrhée alternant avec constipation, vomissements, douleurs de ventre; mais peu à peu la tolérance s'établit, le médicament porté à la dose quotidienne de 8 centigrammes, environ, perdit ses propriétés physiologiques et thérapeutiques en même temps. A la fin de septembre 1872, on remarqua que la malade était agitée, elle chantait, dansait, avait par instants le rire niais et saccadé. La physionomie exprime souvent l'hésitation d'une personne qui cherche, et cette hésitation se termine par un éclat de rire; la malade aborde souvent le médecin en se moquant de lui. Un jour, 11 octobre 1872, M. Voisin, entrant dans la salle des malades, trouva Mme C... riant aux éclats et d'une façon convulsive; il lui demanda pourquoi, et il obtint la réponse suivante: « Il faudrait qu'une femme, en France, ait le courage de faire ce qu'a fait le rapporteur du journal anglais qui s'est fait passer pour fou, pour voir ce qu'on fait dans les asiles d'aliénés; de même devrait faire une femme pour bien voir q'on y retient des femmes qui ne sont pas folles, moi entre autres. »

On porte pendant le mois d'octobre la dose de morphine à 10 centigrammes par jour.

4 septembre. On trouve la malade très-excitée; elle dit aux médecins qu'ils sont des menteurs, qu'elle les exècre autant qu'ils exècrent les Prussiens.

Les jours suivants l'état ne s'améliore pas; la malade a un caractère atroce, elle ricane, elle insulte les médecins, elle croit, vu sa surdité, que toutes les paroles qu'on dit devant elle sont des injures à son adresse.

Le 18. Elle eût ses règles, qui n'avaient pas paru depuis dix mois.

Le 27. Dans un moment de colère, la malade a frappé avec une chaise une malade inoffensive, avec qui elle avait eu une discussion auparavant; plus tard, elle avoua publiquement qu'elle tuerait M. Voisin un jour ou l'autre.

On augmenta la dose de morphine, on la porta à 13 centigr. pendant tout le mois de janvier et de février; la malade a toujours mauvais caractère, mais elle est calme, elle tricote toute la journée; en mars, on diminua la dose du médicament.

En avril, le caractère était plus violent que jamais; la malade était exaltée, arrivait la tête droite, le port méprisant, la moindre observation, le moindre froissement l'irritaient, et dans les accès de colère ses yeux flamboyaient, son visage rougissait. Elle menaçait et même frappait les personnes du service et les autres malades; un jour elle blessa grièvement une autre malade, si bien qu'on dut l'isoler. Elle devint alors de moins en moins sociable, passa toutes les journées à se promener de long en large avec une grande précipitation. Elle chantait une espèce d'hymne à la liberté, ramassait tout ce qu'elle rencontrait en fait de chiffons, de bouchons, de morceaux de papier, etc., et cachait soigneusement ses trouvailles dans un petit sac qu'elle plaçait sous son matelas.

Elle écrivait tous les deux jours une lettre à l'ambassadeur belge; toutes ces lettres étaient exactement semblables; la malade y réclamait sa mise en liberté ou bien son jugement. Dans les dernières, elle disait que si au 22 juillet prochain elle n'était pas sortie, elle se tuerait. Elle n'attendit pas au 22 juillet, elle se pendit le 19 avril 1873.

A l'autopsie on trouva, en décortiquant l'encéphale, un épaississement notable des méninges, épaississement marqué surtout dans la région pariétale.

A ce niveau, une espèce d'exsudation méningée, jaunâtre, comme pultacée, développée dans l'épaisseur des méninges; au niveau de la surface intérieure de la pie-mère, mais distincte de la substance cérébrale, dont elle ne provient certainement pas, par déchirure. On trouve une plaque semblable dans la deuxième circonvolution occipitale droite. En quelques endroits, cette couche exsudative présente de petits pertuis qui lui donnent un aspect chagriné.

Elle n'est pas adhérente à la surface corticale. Examiné à l'état frais, cet exsudat présente au microscope : 1° un substratum granuleux, amorphe, renfermant des leucocytes en assez grande quantité ; 2o un lacis de vaisseaux incolores, dont les plus gros ont 4 dixièmes de millimètres. Ces vaisseaux renferment des noyaux fusiformes, mais aucune trace de globules sanguins ; 3o un faisceau de fibres lamineuses, entre lesquelles on voit de la graisse, des amas d'hématosine, des globules décolorés, des cristaux d'hématine.

La coupe des circonvolutions pariétales fait voir, surtout au niveau de la deuxième pariétale droite, une décoloration manifeste de la substance corticale, et par places un piqueté jaunâtre. Les circonvolutions voisines ont une substance grise normale. La substance blanche est injectée. On ne rencontre pas de granulations dans les ventricules.

Examinée au microscope à l'état frais, la région pariétale droite présente, dans l'épaisseur de la zone moyenne :

De nombreuses cellules infiltrées de granulations graisseuses. D'autres cellules arrivées au 2e degré de la dégénérescence ; les vaisseaux ne sont pas altérés dans une des préparations, mais dans une autre on trouve une houppe de vaisseaux dont plusieurs sont altérés ; leurs parois renferment des amas granulo-graisseux, surtout apparents aux points de bifurcation des rameaux. Ces amas rétrécissent la lumière dn vaisseau.

A la zone supérieure, c'est-à-dire à cette partie de la circonvolution qui est en rapport avec l'exsudat décrit plus haut, on trouve une grand nombre de cellules altérées au premier dégré, graisseuses, pigmentées en tout ou en partie ; la préparation apparaît comme tigrée ; tous les vaisseaux y sont malades.

Cette circonvolution pariétale, sur laquelle on trouve une petite plaque d'exsudat, présente quelques vaisseaux altérés comme ci-dessus, mais aucune cellule malade.

Sur une préparation conservée par l'acide chromique, puis l'alcool, puis l'essence de térébenthine et colorée par le carmin, appartenant à cette circonvolution pariétale dont on avait constaté à l'œil nu la décoloration, on trouve qu'il n'y a pas d'hypertrophie de tissu conjonctif, mais qu'un certain nombre de cellules ont un aspect granuleux, opaque, leur noyau est difficile ou impossible à voir ; d'autres cellules sont parfaitement saines, les vaisseaux ne présentent plus d'épaississement, les amas granulo-graisseux constatés à l'état frais ont disparu.

Les cellules malades ont un contour irrégulier, on ne distingue qu'un tronçon de cylindre-axe, mais aucune trace de prolongement secondaire, même aux endroits où le contour est granuleux.

Les coupes perpendiculaires montrent que les vaisseaux ne présentent pas de lésions inflammatoires. Les tubes nerveux que l'on aperçoit en assez grand nombre ne présentent pas de lésion.

Une portion de méninges traitée par l'alcool et le carmin, ne présente pas trace de prolifération, de noyau; on voit seulement, sur la préparation, 4 ou 5 masses d'hématosine, les parois des vaisseaux ne sont pas épaissies. Les méninges de la base ne sont pas épaissies; les nerfs de la base sont sains.

La moelle est ramollie à la région cervicale. Les deux poumons sont, par suite de la pendaison, petits, légers, crépitants sous les doigts, couleur lie de vin, on y remarque des points bleuâtres, sous-pleuraux, gros comme des têtes d'épingle.

Cœur de volume normal, chargé de graisse.

Tous les diagnostics portés sur l'état mental de Mme C..., au début de la maladie (août 71), indiquent qu'il s'agissait d'une folie simple, sans tendance à la paralysie générale. Le traitement institué et les bons effets qu'on en a obtenus pendant un certain temps confirment le diagnostic. Cependant il faut remarquer que la morphine n'a produit que pendant quelques jours ses effets physiologiques, et, comme l'a souvent remarqué M. Voisin, cette tolérance invincible est d'un pronostic fâcheux. Dix-huit mois après, la maladie avait nettement les caractères d'une folie congestive : colères violentes, regard hautain, excitabilité, agitation; c'est dans cet état qu'elle mit fin à ses jours; et les lésions qu'on trouva dans les méninges et dans son cerveau (épaississement des méninges, exsudat) permettent de croire qu'une paralysie générale était en train d'évoluer. Nous prenons donc là sur le fait la transformation d'une folie simple d'abord, puis congestive, en paralysie générale.

RAPPORTS ENTRE L'ÉPILEPSIE ET LA PARALYSIE GÉNÉRALE.

Etant donnée l'anatomie pathologique de l'épilepsie, on ne doit pas être étonné de voir cette maladie amener une congestion chronique du cerveau, qui, dans certains cas, pourra devenir la cause de paralysie générale. Il résulte, en effet, des études faites par MM. Voisin et Luys sur les lésions cérébrales qu'on rencontre chez les épileptiques, que les attaques épileptiques répétées *ont pour conséquence* une congestion intense du cerveau, du cervelet, du bulbe, la formation de taches ecchymotiques sur les méninges, ainsi que sur la surface corticale; qu'à la suite des attaques épileptiques répétées existent sur la face antérieure du quatrième ventricule une teinte grisâtre, des ecchymoses, surtout sur la ligne médiane, des vaisseaux turgides;

Qu'à l'union du bulbe et de la protubérance, il existe presque constamment un demi-collier jaunâtre; que le cervelet a des méninges épaissies, opalines, quelquefois adhérentes; que les corps rhomboïdaux présentent des dilatations vasculaires avec épanchement d'hématosine;

Que le cerveau lui-même n'est pas épargné;

Que la substance grise présente tantôt des taches jaunâtres ambrées, tantôt des adhérences avec les méninges, adhérences nettement localisées; que la corne d'Ammon est malade une fois sur deux (Charcot); que le corps strié est très-souvent atteint des mêmes altérations que le cervelet.

Des troubles si importants de la circulation capillaire dans l'encéphale doivent produire, dans de certaines conditions, la paralysie générale, et c'est ce qui a lieu; malheureusement nous ne connaissons pas les conditions dans lesquelles l'épilepsie amène la paralysie générale; certains épileptiques pourront avoir des accès nombreux pendant un temps fort long, sans avoir de troubles intellectuels qui ressemblent à ceux de la paralysie générale. Ainsi nous avons observé pendant trois mois au Val-de-Grâce un homme qui avait par jour, en moyenne, quatre attaques d'épilepsie, qui est même mort à la suite d'attaques subintrantes; chez lequel la maladie remontait à plus d'une année, et qui n'avait certainement aucun trouble intellectuel qui pût faire songer à la possibilité d'une paralysie générale ultérieure. Mais il existe des faits incontestables qui viennent confirmer ce que la théorie faisait pressentir; des faits où l'on voit les attaques d'épilepsie être suivies de troubles psychiques de plus en plus prononcés, jusqu'à ce qu'enfin on arrive au délire de la paralysie générale.

Calmeil en cite plusieurs, Parchappe en cite deux très-nets. Dans l'un, l'épilepsie avait duré dix ans, et une paralysie générale en avait été la conséquence. On ne dira pas qu'il y a là une simple coïncidence, puisqu'on peut suivre l'évolution des deux maladies. On ne dira pas non plus que les individus en question étaient atteints de paralysie générale qui ne s'était longtemps manifestée que par des attaques épileptiformes, et avait enfin pris les caractères habituels. Cette explication tout hypothétique d'ailleurs, serait admissible à la rigueur dans les cas où la période des attaques épileptiformes aurait duré peu de temps; mais comment l'adapter aux cas où les attaques duraient depuis sept ans, comme dans le cas de Calmeil; depuis dix ans, comme dans le fait signalé par Parchappe; depuis vingt et un ans, comme dans l'observation que nous rapportons ici?

B... (Henri), âgé de 33 ans, entre le 2 juin 1865 à l'hopice de Bicêtre dans le service de M. Voisin. Il avait déjà fait à Bicêtre un séjour de trois mois dans la section des épileptiques; le certificat de police portait épilepsie, stupeur atternant avec des accès maniaques.

A son entrée à Bicêtre on n'a pu obtenir de lui aucun renseignement précis. Il avait une prostration extrême, un teint cachectique d'un brun livide, un regard sans expression; les yeux à demi clos. Les pupilles sont peu dilatées, l'oreille droite est sensiblement plus grande que l'oreille gauche. Les commissures des lèvres se meuvent difficilement, celle de gauche est un peu déviée, point de déviation de la langue.

Réponses lentes, mouvements affaiblis, sensibilité obtuse.

Le 18 juin. On remarque toujours la même asymétrie dans la figure, la pupille droite est plus dilatée que la gauche, la pointe de la langue est déviée à gauche.

Le malade n'eut pas d'accès jusqu'à la fin de juillet; mais il disait qu'il n'avait pas *ses idées*. Vers la fin de juillet il eut une série d'accès d'épilepsie.

Le 4 août 1865, il eut des hallucinations de l'ouïe, se mit à genoux, pria Dieu et fut très-agité toute la journée, il entendait la voix de sa mère. Deux jours avant il avait eu un accès, deux jours après il ne se rappelait pas du tout avoir été agité; il eut plusieurs autres accès pendant le mois d'août.

Le 2 septembre. Les pupilles sont de nouveau égales; au commencement de septembre il eut de la céphalalgie, une face animée; cette indisposition céda en quelques jours; le 16, il eut de nouveau la face vultueuse, avec une vive douleur dans les membres, des crampes dans les cuisses; il a les pupilles très-dilatées, se contractant difficilement, la droite est plus dilatée que la gauche : la température s'élève à 38,8 le soir. Cette indisposition se termine par une transpiration abondante. Pendant un mois le malade n'offre rien de particulier à noter.

Le 15 novembre. Il avait les pupilles très-dilatées; le côté gauche de la face portait les traces de contusions récentes; le malade est désespéré d'être atteint de sa cruelle maladie, il parle de son père aveugle dont il devrait être le soutien. Jusqu'ici nous n'avons à signaler aucun trouble mental important; le malade donne des renseignements très-précis sur sa famille, sur le début de sa maladie; il paraît qu'il eut son premier accès à l'âge de 12 ans pendant son séjour à Montévidéo où il était mousse; cet accès survint de la façon la plus inopinée, il fut suivi d'autres qui nécessitèrent sa réforme en 1855; il en eut jusqu'à son entrée dans le service de M. Voisin de très-violents, mais ils ne survenaient que tous les deux ou trois mois.

Le lundi 14 janvier 1866, il en a eu quatorze; le lendemain il avait de la stupeur, les pupilles inégales, la droite était deux fois aussi large que la gauche; il était assis sur une chaise dans la position d'un homme profondément affligé (la tête fléchie, immobile, les yeux fixés à la terre, ne parlant pas). Le mardi 15, il a été très-agité, il parlait de son père, du bon Dieu, je ne sais pas ce que j'ai bu, disait-il, pour être dans un pareil état. Quelques jours après il retombe dans son état de découragement : il dit qu'il est malheureux, que son père est bien à plaindre.

Vu la chaleur exagérée de la peau, 38,2, son pouls fort, résistant, développé, irrégulier, vu l'existence d'un peu de céphalalgie et de constipation, on lui donne un purgatif et on lui applique à la nuque des ventouses scarifiées.

Le mercredi 16, le malade était dans un état d'agitation qui força à employer la camisole, il voyait sa mère, il l'entendait, il l'appelait. La peau est chaude, 38°, le pouls est fort, plein, résistant, fréquent (92 pulsations à la minute); la face est animée, l'inégalité des pupilles persiste. Le sang qu'on lui a tiré la veille au moyen des ventouses est glutineux, le malade prétend que ce sang ne vient pas de lui; il répond cependant avec intelligence à un grand nombre de questions, la parole est libre : on le laisse à la diète.

Deux jours après il était remis.

Le 18 janvier, il eut un accès dans la nuit; la peau était chaude, les yeux toujours fixes, il avait un peu de céphalalgie. On ordonne une forte purgation.

Le 20, un accès violent qui provoque une chute sur la tête.

Depuis lors l'intelligence se trouble d'une façon sensible, on constate de jour en jour son oblitération. On le trouve le 15 février agenouillé devant son lit avec une physionomie désespérée : « Vous avez bien fait, mon Dieu, de me réduire à cet état, je le méritais, si jamais je redescends sur la terre, je vous le jure... » et immédiatement après : « Allons, j'en ai assez gagné de l'argent, ce matin, — on me l'a pris, — on a bien fait, — ô mon Dieu. »

Il fait collection de petits bouts de ficelle; affecte à certains moments un ton emphatique mélodramatique.

Le 12 mars, M. Voisin a assisté à un de ces accès; ils présentent les caractères des attaques épileptiques. On note surtout une haleine extrêmement fétide et une dilatation considérable des pupilles pendant et après l'accès.

En mars, il y eut une période d'excitation, on dut mettre la camisole de force ; la peau est chaude, les pupilles dilatées, l'haleine fétide; le malade gâte et urine sous lui, il parle presque continuellement : tenez-moi, tenez-moi, dit-il ; il tourne des yeux égarés. On applique 2 vésicatoires aux mollets et on prescrit 40 gouttes d'alcoolature d'aconit.

Cette période passée, en avril 66, la malade racontait qu'il a vu, pendant la nuit, l'Être suprême sous forme d'une masse blanche, lui faisant des menaces, il précise le point du mur où se faisait cette apparition. Ce point correspond à un espace blanc provenant d'une réparation faite au mur, le matin il reconnaît son illusion et la décrit avec détail ; en même temps l'incohérence et les idées ambitieuses font des progrès considérables; le malade rit, disant qu'il vaut mieux rire que pleurer, car je ne suis pas, dit-il, un assa-assa-sin-sin; voilà mon or qui coule de mes mains, j'ai eu de la peine à le gagner, car je ne suis qu'un mercenaire, aussi vrai que le plafond se blanchit. Voilà mon or qui se perd. Ma femme est jolie, faites la venir.

Les accès diminuent en fréquence et en intensité ; le malade reste dans le même état de faiblesse intellectuel. En juin 1868, on donne de l'alcoolature de belladone, en juillet, le brômure de potassium, en août, des purgatifs répétés et un vésicatoire à la nuque, en décembre l'état de démence était absolu ; les accès continuaient de temps à autre. Le malade mourut en février 1867 dans le coma, après une suite d'accès épileptiformes.

Autopsie. — Cervelet : le diamètre maximum a 114 millimètres;

Les méninges cérébelleuses sont congestionnées, épaissies, présentent vers le milieu une teinte blanche opaline; adhérence nombreuses avec la substance grise.

Les artères vertébrales basilaires, cérébrales moyennes ont une apparence normale.

A la partie antérieure de la protubérance et entre les deux pédoncules cérébraux, les méninges sont infiltrées de sérosité sanguinolente.

Les deux hypoglosses ont leur volume normal, le diamètre bilatéral du bulbe pris au niveau des olives à leur partie supérieure est de 21 millimètres, à leur partie inférieure, 26 millimètres.

Aspect œdémateux de toute la face postérieure du quatrième ventricule qui a une teinte grisâtre; mollesse considérable de la partie. On y voit de nombreuses houppes vasculaires, des vaisseaux considérablement augmentés de volume, deux en particulier situés dans la moitié de la hauteur du quatrième ventricule, ont suivant une longueur de 11 milimètres un diamètre de 1/4 millimètre, ils partent tous deux d'un tronc commun situé à droite, et se portent l'un à droite, l'autre à gauche de la ligne médiane.

Sur la moitié droite du ventricule est un point qui correspond à la partie moyenne de la protubérance, il est plus rapproché des pédoncules cérébelleux inférieurs, on voit dans le sens de la langue une teinte couleur tabac, ayant un longueur de 10 millimètres et une largeur de 3. La même teinte existe à gauche ; des coupes montrent que ces teintes tabac persistent à une certaine profondeur.

Les coupes de la protubérance montrent une vascularisation considérable surtout dans le voisinage du quatrième ventricule.

Les méninges cérébrales et les circonvolutions présentent les mêmes lésions qu'on rencontre chez les paralytiques généraux : adhérences, ramollissement, congestion, vascularisation, tissu conjonctif dans les parois vasculaires, hématoïdine corps de Gluge, cellules pigmentées.

Le cervelet coupé, on voit un nuage très-net qui couvre les folioles, surtout celles qui sont le plus près de la circonférence : un grand nombre de ces folioles ont une teinte jaunâtre qui envahit même la substance blanche interstitielle principalement dans les parties supérieures; le lobe gauche présente en outre dans la substance blanche centrale un vaisseau de 1/3 de millimètre. Toute la substance blanche cérébelleuse est anormalement vasculaire.

A la surface du cervelet on aperçoit sous les méninges la substance grise d'une teinte jaune très-nette, qu'on voit mieux les méninges étant enlevées.

Les deux corps rhomboïdaux sont très-foncés en couleur, on y voit un grand nombre de vaisseaux.

Dans cette observation on suit très-bien les transitions entre l'épilepsie et la paralysie générale.

Le malade avait eu pendant vingt et un ans des attaques d'épilepsie franche, sans troubles intellectuels considérables, attaques relativement assez espacées.

Quand il est à Bicêtre, les attaques deviennent plus fréquentes; après chacune d'elles, l'intelligence éprouve un trouble passager, mais de plus en plus long à se dissiper. On assiste ainsi à l'apparition des illusions et des hallucinations; à la déchéance, croissance des facultés intellectuelles. Il y a certainement plus qu'une simple coïncidence entre l'épilepsie et la paralysie générale; il y a un rapport de cause à effet. Parfois la paralysie générale survient sans cause connue; nous en avons observé un cas à la Pitié dans le service de M. Lasègue. Le sujet, couché au n° 5 de la salle des hommes, a pu être observé dès le début de son affection, alors qu'il n'avait, pour ainsi dire, pas de délire. Chez lui on ne pouvait attribuer aucune cause à la maladie; il avait eu toujours une vie assez régulière. L'hérédité ne paraissait pas pouvoir être invoquée. En outre, cet homme était jeune; il avait 26 ans. C'est ce dernier point qui rendait l'observation intéressante.

Chez cet homme la diminution de la mémoire, l'inégalité des pupilles, l'aspect général, avaient permis de porter dès le début le diagnostic de paralysie générale, diagnostic qui se confirma par la suite. Cet exemple s'est gravé dans notre esprit comme type de paralysie générale primitive, survenant sans cause connue.

DE L'INFLAMMATION LENTE DE L'ENCÉPHALE ET DES MÉNINGES PROVOQUÉE PAR LES TUMEURS CÉRÉBRALES.

Les tumeurs cérébrales, syphilitiques, tuberculeuses, etc., lorsqu'elles siègent dans la région corticale de l'encéphale, ou lorsque nées dans la substance blanche, elles arrivent, en augmentant de volume, à atteindre la substance grise, provoquent dans le tissu qui les environne une congestion chronique, amènent dans les méninges, avec lesquelles elles sont en rapport, un épaississement variable et parfois des adhérences entre les méninges et la substance grise sous-jacente. Nous avons eu deux fois l'occasion d'observer ces lésions; une fois au Val-de-Grâce chez un individu qui avait dans le cerveau douze gommes syphilitiques de la grosseur d'un pois, siégeant presque toutes à la périphérie; ce qui, pendant l'autopsie, nous faisait deviner l'existence de ces tumeurs logées dans l'épaisseur de la substance grise, c'était l'aspect des méninges correspondantes qui étaient épaissies, avaient une teinte laiteuse, mais n'étaient pas adhérentes à la surface corticale.

Quelques jours après nous avons vu à la Salpêtrière un sarcôme gros comme un œuf de poule, logé dans un des hémisphères cérébraux. Autour de ce sarcôme, la substance blanche, mais surtout la substance grise, étaient congestionnées.

Au niveau de la tumeur les méninges étaient épaissies et adhérentes à la surface corticale.

A ces lésions correspondaient des symptômes tels qu'on pouvait se demander si l'on n'avait pas affaire, dans l'un et l'autre cas, à une forme anormale de paralysie générale. On n'avait pas certainement les symptômes de la paralysie générale classique, mais on avait encore moins ceux qu'on attribue aux tumeurs cérébrales ; ainsi, chez notre malale du Val-de-Grâce, il n'y avait pas de céphalalgie notable, pas de strabisme, pas de troubles visuels, excepté peut-être pendant la dernière quinzaine, alors que le malade ne pouvait plus rendre compte de ses sensations. Ce qui dominait chez cet homme, c'était l'apathie cérébrale, la diminution de la mémoire, le défaut d'attention, la lenteur de la parole, l'inégalité pupillaire qu'on a observée pendant un certain temps, et aussi l'affaiblissement musculaire, la paralysie de la vessie, qui datait presque de son entrée à l'hôpital. C'est pourquoi le médecin traitant avait cru pendant un certain temps avoir affaire à une forme spéciale de paralysie générale ; ensuite il avait pensé à la possibilité de tumeurs cérébrales, guidé en cela plutôt par les antécédents syphilitiques du malade que par les symptômes observés.

Le traitement spécifique n'ayant donné aucun résultat, le doute avait persisté ; or ce doute dans l'esprit d'un praticien, exercé à voir beaucoup de maladies mentales, est une preuve en faveur de l'opinion que nous émettons, qu'entre les symptômes de la páralysie générale et ceux des tumeurs cérébrales, il y a des analogies ; qu'il ne serait donc pas étonnant de voir des tumeurs cérébrales périphériques amener, si la vie était compatible avec l'existence de ces tumeurs, de véritables paralysies générales.

A propos de la femme que nous avons observée bien incomplètement, il est vrai, à la Salpêtrière, M. Voisin disait souvent : « Voilà une femme qui *est en voie* de paralysie générale. »

Et nous savons que dans son cerveau on trouva une tumeur volumineuse avec épaississement et adhérences des méninges correspondants.

M. Voisin va sous peu faire paraître une magnifique observation de tubercules cérébraux ; le diagnostic avait été porté devant nous au mois d'avril 73 dans une conférence publique ; depuis il avait été affirmé à diverses reprises ; il fut enfin confirmé par l'autopsie vers le mois de septembre 73. Or dans ce cas, il y avait des symptômes de paralysie générale ; c'était aussi, suivant l'expression de M. Voisin, une malade en voie de paralysie générale. Supposons que cette femme ait pu vivre assez longtemps, pour que les lésions secondaires observées chez elle aient pu se généraliser à la substance grise et aux méninges, elle serait très-probablement devenue paralytique générale.

M. Jaccoud, à propos des tumeurs cérébrales, dit qu'il « peut se produire une méningo-encéphalite secondaire qui met fin aux allures intermittentes de la maladie et lui imprime une marche continue qui pourrait faire croire à une inflammation primitive et simple, si l'on était totalement privé des signes anamnestiques ; que cette phase fébrile est ordinairement de courte durée, 7 à 8 jours au plus, mais qu'elle peut se reproduire un certain nombre de fois. » Or ces accidents de méningo-encéphalite répétés touchent de bien près à la paralysie générale.

A côté des tumeurs cérébrales, provoquant une inflammation circonscrite autour d'elles, nous devons placer les foyers de ramollissements. Eux aussi provoquent dans les parties voisines des hyperémies collatérales; et on peut observer des cas de paralysies générales consecutives à la formation des foyers de ramollissement. Ainsi il existe à la Salpêtrière une femme (madame L...), qui, étant préalablement atteinte de lésions cardiaques et vasculaires, éprouva, lors de la nouvelle subite de la perte de son mari, une sorte d'attaque d'apoplexie avec perte absolue de la parole. Cette aphasie dura trois mois, la malade se remit peu à peu; mais elle entra bientôt dans une nouvelle phase, celle d'une paralysie générale qui suit actuellement son cours. Mais nous devons dire que ces cas sont excessivement complexes. Dans le cas de madame L..., par exemple, l'altération préalable des vaisseaux suffit pour expliquer la paralysie générale. Le foyer de ramollissement n'a sans doute été chez elle qu'une sorte d'épine, une cause déterminante de maladie. Il n'a pas été la cause première.

Nous regrettons de ne pas avoir un plus grand nombre de faits à exposer relativement à cette question, car ces considérations ne manquent pas d'un certain intérêt théorique.

Si par l'observation on venait à les confirmer, on prouverait une fois de plus la haute importance des lésions des méninges et de la couche corticale dans la pathogénie de la paralysie générale. On démontrerait que le siége de la maladie est à la périphérie de l'encéphale comme le pense Calmeil; que la paralysie générale est une périencéphalite et non une sclérose interstitielle diffuse.

Nous allons nous efforcer de démontrer la même chose dans une autre série de faits : dans les maladies inflammatoires de la moelle s'étendant au cerveau ; nous allons essayer de prouver qu'il n'y a de symptômes de paralysie générale que lorsque les lésions inflammatoires ont gagné la périphérie de l'encéphale.

Dans cette catégorie de faits c'est la sclérose cérébrale qui va nous occuper. Cette sclérose atteint rarement le cerveau seul ; le plus souvent elle procède d'une altération semblable de la moelle ; elle est consécutive à la sclérose en plaques et à l'ataxie locomotrice.

Nous allons citer une observation très-résumée de sclérose cérébrale avec altération des méninges spinales, qui montre qu'une quantité relativement considérable de tissu cérébral peut-être atteint de dégénérescence, sans que les facultés intellectuelles soient notablement amoindries, à la condition expresse cependant que l'altération ne gagne pas la substance grise ; or, dans le cas cité par nous, l'altération scléreuse n'occupait aucun point de la périphérie de l'encéphale.

Dicker, soldat au 84e de ligne, entré à l'hôpital de Montpellier le 25 mai 1871.

Cet homme n'avait pas d'antécédents héréditaires, aucune habitude qui pût nous donner des indications sur les causes de sa maladie. La seule influence qu'on peut considérer comme cause est celle du froid, car cet homme a beaucoup souffert du froid pendant la campagne de 1870 et pendant sa captivité en Prusse, et c'est à cette époque que remontait sa maladie.

Elle a débuté par une faiblesse croissante des membres inférieurs qui rendit la marche difficile, puis impossible, des douleurs fulgurantes dans les membres inférieurs, lorsque nous l'avons examiné à Montpellier; il se plaignait de douleurs dans les lombes et de douleurs sciatiques ; il avait une hyperesthésie notable aux membres inférieurs, à laquelle succéda une anesthésie très-marquée. La paralysie qui occupait ces membres gagna bientôt le bras gauche, puis le bras droit.

La vue s'affaiblit, se perdit du côté gauche, puis des tremblements survinrent chaque fois que le malade faisait un mouvement. On observe aussi des contractures passagères, du tremblement de la langue, de l'inégalité des pupilles, non constante.

La parole était un peu embarrassée, le malade parlait beaucoup, son intelligence et sa mémoire paraissaient intactes. Cet homme mourut d'un double érysipèle phlegmonneux, et à l'autopsie il nous fut donné de constater les lésions suivantes :

Dans le cerveau, arachnoïde partout épaissie, jaunâtre ; pie-mère infiltrée d'une sérosité sanguinolente et d'exsudats se présentant sous l'aspect de très-petites granulations. Pas d'adhérences des méninges avec la substance grise. Atrophie très-notable des lobes postérieurs, coïncidant avec un épaississement de la boîte crânienne à ce niveau. Atrophie marquée surtout à droite. Cette partie atrophiée est dure, de consistance ligneuse. Cette consistance diminue à mesure qu'on s'approche des lobes antérieurs, là, elle est normale.

A la base, pas d'exsudats, pas d'épaississement des méninges, pas de lésions des artères.

Les nerfs optiques, surtout le gauche, ont une consistance exagérée ; ils sont assez fortement adhérents à l'arachnoïde.

L'oculo-moteur commun droit est plus petit que le gauche.

Protubérance. — La moitié droite est plus aplatie que celle de gauche ; elle a une consistance plus dure, beaucoup au-dessus de a normale.

La pie-mère détachée, on découvre une plaque de sclérose occupant la partie médiane du côté droit, large de 1 centimètre et demi, grise, entourée d'une zone hyperémiée, intéressant toute l'épaisseur de la protubérance.

Une autre plaque plus diffuse, moins résistante, occupait la partie gauche et s'étendait jusqu'au pédoncule cérébral du même côté. — Ce pédoncule est plus petit, plus gris, plus dur, que le droit.

L'olive gauche est comme racornie ; elle est d'une dureté cartilagineuse.

Cervelet, pédoncules cérébelleux intacts.

A la coupe des hémisphères on constate dans la partie postérieure atrophiée : une dureté considérable, un amincissement de la couche corticale, une coloration grise, cendrée, de la substance blanche ; l'aspect de cette région est le même que celui de la plaque observée dans la protubérance.

Ces lésions sont moins accentuées à gauche, elles diminuent à mesure que les coupes intéressent des parties plus antérieures ; au niveau du tiers antérieur, une coupe intéressant le corps strié ne présente rien d'anormal.

Au microscope, les parties malades, examinées à l'état frais, ont montré une hyperplasie considérable de la névroglie, une atrophie presque complète des tubes nerveux.

Moelle. — La moelle était congestionnée; l'arachnoïde épaissie présentait à sa surface de petites granulations analogues aux granulations cérébrales de Pacchioni. — La pie-mère était adhérente en avant. — La moelle, dans son ensemble, présente une induration rappelant, mais de loin, celle des lobes postérieurs du cerveau; induration plus marquée au segment lombaire. Le tissu de la moelle n'a d'ailleurs laissé voir aucune altération lors de l'examen microscopique.

Ce cas peut donc être rangé dans ceux de sclérose cérébrale, avec lésion assez importante des méninges rachidiennes. Nous avons encore eu occasion d'observer un malade atteint de sclérose en plaques, de la moelle et du cerveau chez lequel, malgré la date déjà très-ancienne de la maladie, les facultés intellectuelles ont conservé leur intégrité relative. C'est chez un homme couché à la salle Sainte-Jeanne de l'Hôtel-Dieu, dans le service de M. le professeur Béhier. Cet individu, âgé de 32 ans, est malade depuis neuf ans, il a une tare héréditaire, sa mère est morte aliénée à la Salpêtrière. Il présente tous les symptômes essentiels qui se rencontrent dans la sclérose en plaques de la moelle, sa protubérance n'est pas à l'abri des lésions, si on en juge par l'existence des tremblements. Eh bien, chez cet homme il n'y a vraiment pas de troubles intellectuels graves.

Il ne faut pas dans ces cas se laisser tromper par les troubles de la parole, qui eux-mêmes peuvent manquer, ainsi que le prouve une autre observation que nous avons pu prendre au Val-de-Grâce. M. Ordenstein, dans sa thèse, relate aussi quatre observations de sclérose cérébrale consécutive à la sclérose diffuse de la moelle, et dans lesquelles l'intégrité de l'intelligence est quatre fois notée, deux fois l'autopsie a demontré l'intégrité de la couche corticale, il est probable que dans les deux autres cas la substance grise a aussi été respectée par la sclérose.

Mais quand la couche corticale est atteinte, comme dans un cas cité par M. Liouville dans les Comptes-rendus de la Société de biologie, 1868, on observe des troubles intellectuels. Chez madame Aspasie, on avait noté une diminution de la sensibilité morale et un affaiblissement de la mémoire, et on avait trouvé dans la couche corticale du cerveau « un îlot de substance grise dégénérée en sclérose. Il occupait une des circonvolutions du côté gauche, et mesurait un centimètre environ sur quelques millimètres de profondeur. »

C'est sans doute à des cas semblables, à des cas de sclérose cérébrale, occupant des parties plus ou moins considérables de substance grise, qu'on doit rapporter les troubles intellectuels variables qui sont signalés par Jaccoud comme symptomatiques de la sclérose cérébrale. Dans une observation citée par Valentiner en 1856 on a même rencontré le délire ambitieux dans sa forme la plus parfaite.

En résumé donc, bien que nous n'ayons pas d'observation nette de paralysie générale consécutive à la sclérose du cerveau, ou à la sclérose diffuse de la moelle propagée au cerveau, nous concevons la possibilité du fait, mais à la condition expresse que les parties périphériques du cerveau seront atteintes, et dans une étendue suffisante. Or on sait que les cas où la sclérose cérébrale attaque la périphérie sont très-rares.

Il n'est donc pas étonnant que nous ne puissions pas présenter d'observation de paralysies générales consécutives aux scléroses de l'encéphale.

PARALYSIE GÉNÉRALE CONSÉCUTIVE A L'ATAXIE LOCOMOTRICE.

Les rapports des deux maladies ont été signalés pour la première fois par M. Baillarger; en 1861 l'auteur cite deux observations d'ataxie locomotrice durant le cours de laquelle sont survenus des symptômes très-nets de paralysie générale. Mais voici ce qui rend ces observations particulièrement intéressantes. C'est que dans ces deux cas les symptômes de paralysie générale ont disparu, tandis que l'ataxie locomotrice s'est au contraire aggravée. Aussi M. Baillarger considère-t-il ces symptômes de paralysie générale comme faisant partie de la période de l'ataxie que M. Duchenne a appelée période céphalique.

Malheureusement il n'en est pas toujours ainsi, et la science a pu enregistrer déjà bon nombre de paralysies générales consécutives à l'ataxie locomotrice. Les annales médico-psychologiques relatent beaucoup d'observations semblables. Ainsi, en 1872, pendant la séance du 28 juin, les membres de cette société ont traité cette question de l'ataxie locomotrice dans ses rapports avec la paralysie générale. Entre autres cas bien nets nous pouvons citer l'observation rapportée par M. Motet d'un homme qui, après cinq ans d'ataxie et de raison, devint tout à coup aliéné. Son délire ressemblait à celui des paralytiques généraux, mais il n'était pas si décousu et il avait des intervalles lucides. Ce malade, suivi par M. Dagonnet, est finalement devenu paralytique générale.

Ces cas complexes où l'ataxie et la paralysie générale coexistent sont divisés par M. Bouchereau en deux groupes principaux :

1° Les cas où l'ataxie est nette au début, puis où elle tourne ensuite peu à peu à la paralysie générale.

2° Les cas de paralysie générale confirmée qui présentent des symptômes ataxiques. « De même, dit M. Billot, que dans l'entité morbide de la paralysie générale on observe comme symptômes, soit du délire, soit des convulsions épileptiformes, etc., j'estime qu'on peut aussi y rencontrer des symptômes ataxiques. »

En somme, la possibilité de la transformation d'ataxie en paralysie générale est un fait acquis à la science. Nous n'avons pas d'observations assez complètes pour que nous croyions devoir les citer à côté de celles de MM. Westphall, Simon, Vulpian et Liouville (1868). Mais une chose intéressante et nouvelle serait de savoir dans quels cas l'ataxie locomotrice devient paralysie générale, dans quels cas la paralysie générale s'accompagne de symptômes d'ataxie locomotrice, d'étudier le mode de propagation de la sclérose des cordons postérieurs ou des cordons antéro-latéraux à l'encéphale, de chercher si chaque fois qu'il y a paralysie générale à la suite de l'ataxie, par propagation de la sclérose médullaire, la substance corticale du cerveau a été atteinte par le processus, et si les méninges ont ressenti l'influence de l'altération des parties sous-jacentes de prouver par contre que chaque fois que le processus sclérose n'envahit que la partie centrale du cerveau sans atteindre la périphérie, il n'y a pas de paralysie générale.

Voilà des questions du plus haut intérêt, mais avant

de songer à les aborder il faut soigneusement examiner comme le dit le poëte :

Quid valeant humeri, quid ferre recusent.

Or nous déclarons notre incompétence, car nous manquons d'observations. La seule observation dont nous ayons connaissance est relative à un cas de sclérose postérieure s'étendant aux pédoncules cérébraux, longeant les couches optiques, envahissant ainsi une partie considérable de l'encéphale, mais n'atteignant pas la substance corticale. Or dans ce cas on n'a pu observer du vivant de la malade aucun symptôme de paralysie générale. Cette observation prouve une fois de plus que la paralysie générale a son siége à la périphérie de l'encéphale. Nous ne pouvons pas donner sur ce cas intéressant de détails plus circonstanciés ; ce serait abuser de la confiance de M. Voisin, qui se propose de faire bientôt paraître cette observation.

Dans ce travail nous nous sommes efforcé de montrer que la paralysie générale est une entité morbide, dont le siége est à la périphérie de l'encéphale. Sans faire jouer aux méninges un rôle aussi important que celui que Bayle leur attribuait, nous pensons que les lésions des méninges cérébrales doivent être prises en grande considération (tout comme celles des méninges médullaires qui seules parfois sont lésées dans les maladies où on pensait trouver des lésions profondes de l'axe spinal).

Si la paralysie générale est une maladie de la périphérie de l'encéphale, la périphérie de l'encéphale présidant, comme on le suppose, à la manifestation de la pensée, il nous est impossible de concevoir une paralys'e générale sans délire.

On a voulu attribuer à M. Lunier, en 1849, la découverte de la paralysie générale sans délire, mais M. Lunier n'avait voulu établir qu'une chose, c'est que la paralysie générale progressive n'est pas toujours la conséquence de la folie. Depuis 1849 on est revenu sur cette idée des paralysies générales sans délire. M. Baillarger a spécialement insisté sur ce sujet, mais sans pouvoir faire partager sa conviction à tous les praticiens.

Beaucoup, en effet (et nous pourrions citer entre autres MM. Lasègue, G. Sée), persistent à croire que les prétendus cas de paralysie générale sans aliénation n'existent que par suite d'une observation incomplète, ou d'un diagnostic porté prématurément.

CONCLUSION.

En résumé, dans ce travail, nous avons voulu prouver trois choses :

1° Que le siége de la paralysie générale est à la périphérie de l'encéphale ; 2° que cette maladie est de nature inflammatoire ; 3° que toutes les causes qui pourront amener l'inflammation ou des congestions répétées de la périphérie de l'encéphale pourront amener la paralysie générale.

Nous avons tâché de prouver le premier point de deux façons différentes : directement et indirectement ; directement, en montrant que chaque fois qu'il y avait paralysie générale, on trouvait à l'autopsie des lésions de la périphérie de l'encéphale ; indirectement, en essayant de montrer que chaque fois qu'une altération du cerveau, tumeur, sclérose, etc., n'atteignait pas la périphérie de l'encéphale, il n'y avait pas paralysie générale.

Le second point, nous l'avons prouvé par les considérations relatives aux lésions, aux symptômes, au traitement de la paralysie générale.

Le troisième point, nous avons fait notre possible pour le démontrer directement, en nous appuyant sur les données fournies par l'expérience de tous les jours, et sur des observations recueillies avec soin, et que nous devons pour la plupart à l'obligeance de M. Voisin, médecin de la Salpêtrière.

INDEX BIBLIOGRAPHIQUE.

MAGNAN. — Thèse, Paris, 1866. Arch. physiol., janvier 1873.

LUYS. — Recherches sur le système nerveux.

BOUILLAUD. — Union médicale, 1859. Nosographie médicale, 1856.

CALMEIL. — De la paralysie chez les aliénés, 1826. Maladies inflammatoires du cerveau.

BAYLE. — Traité des maladies du cerveau, 1826. Cause organique de la paralysie générale, 1822.

BAILLARGER. — Induration de la substance blanche. Ann méd. phsych.

REGNARD. — Thèse, 1865. Paris.

DÉLAYE. — Traité de la folie.

PARCHAPPE. — De la folie paralytique.

ROKITANSKY. — Manuel d'anatomie pathologique.

JOIRE. — Gaz. des hôpitaux, 1861.

JACCOUD. — Pathologie.

MESCHEDE. — Arch. Virchow, 1865.

LOCKART-CLARKE. — The Lancet, 1866-1867.

BONNET-PONTCARRÉ. — Ann. méd. psych., 1868.

VOISIN. — Union médicale, 1866-67-68.

RICHET. — Ligature de la carotide. Dict. de Jaccoud.

FOVILLE. — Ann. méd. psych., 1868.

FALRET. — Arch. de méd., 1858.

MARCÉ. — Traité des maladies mentales, 1862.

LINAS. — Thèse, Paris, 1867.

AUBANEL. — Ann. méd. psych., 1866.

MEYER DE GÖTTINGEN. — Arch. für path. Anat. und phys., 1874. Revue des sciences médicales, 15 janvier 1874.

BROUSSAIS. — Examen des doctrines.

LALLEMAND. — Recherches sur l'encéphale. Lettres. Pertes séminales.

BEAU. — Pas. gén. aiguë. Arch. gén., 1852. 28 juin 1869, p. diphthéritique.

FOVILLE. — Ann. méd. psych., janvier 1873.

CHRISTIAN. — Arch. de méd., 1873.

BAILLARGER. — Ann. méd. psych., 1849.

THORE. — Octobre, 1850.

CABANIS. — Rapports du physique et du moral.

JOLLY. — Influence du tabac. Ann. méd. psych., 1866-71.

Lefebvre. — Recueils de mémoires de l'Acad. de méd., 1870. Gaz. hebd., 1874.

Tardieu. — Empoisonn. Ann. d'hyg. et de méd. lég., 1848.

Gubler. — Commentaires thérapeutiques.

Trousseau. — Clinique.

Contesse. — Thèse, Paris, 1862.

Charcot. — Société médicale des hôpitaux, 1865. De la contracture hystérique permanente. Des maladies du système nerveux, 1873.

Liouville. — Thèse, 1870.

Gambus. — Thèse, août 1873.

Lasègue. — Arch. méd., 1873.

Magnus Huss. — Stockholm, 1852.

Voisin. — Ann. méd. psych., mars 1862.

Tardieu. — Ivresse.

Desvouges. — Ann. méd. psych., 1866.

Lanceraux. — Traité de la syphilis, Gaz. hebd.

Rollet. — Maladies vénériennes.

Baillarger. — Ann. méd.-psych., 1868. Appendice au traité de Griesenger.

Voisin. — Union médicale, 1869.

Liouville. — Comptes-rendus de la Société de biologie, 1868.

Ordenstein. — Thèse, Paris, 1867.

Valentiner. — Deutsche Klinick, 1856.

Baillarger. — Ataxie et paralysie gén., Gazette hebd., 1861. Ann. méd.-psych., 1862.

Motet. — Thèse, Paris, 1859.

Lelut. — Ann. méd.-psych., Paralysie générale sans arachnitis, t. I.

Marcel. — Thèse sur la folie alcoolique, 1844.

Georget. — Traité de la folie, 1870.

Otto Obermeir. — Revue de Hayem, 1873. Ann. méd.-psyc., 1870-71-72.

Simon. — État de la moelle dans la paralysie générale.

Magnan. — Dégénérescence colloïde du cerveau dans la paralysie générale.

Doutrebande. — Thèse, Paris, 1870.

Lasègue ; Falret. — Thèses d'agrégation, 1853.

Canton. — Thèse, Paris, 1870.

Voisin. — Gaz. des hôpitaux, 1859.

Dagonnet. — Alcoolisme et folie. Ann. méd.-psych., 1873.

Vestphall. — État de nos connaissances sur la paralysie générale, 1868. Arch. de psychiatrie, t. I.

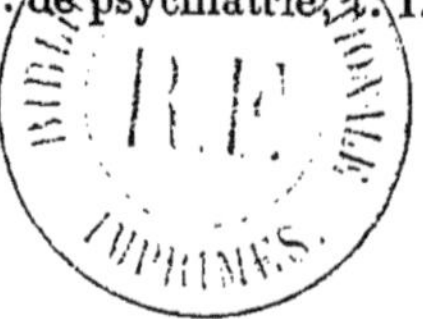

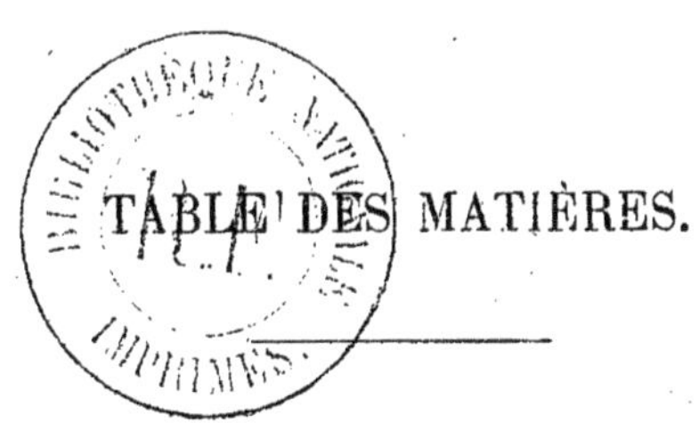

TABLE DES MATIÈRES.

PARENT, imprimeur de la Faculté de Médecine, rue Mr-le-Prince, 31.

www.ingramcontent.com/pod-product-compliance
Ingram Content Group UK Ltd.
Pitfield, Milton Keynes, MK11 3LW, UK
UKHW020933180726
13838UKWH00002B/913

9 782329 119342